Bayerischer Landesverband für Gartenbau und Landespflege

Dr. Eleonore Hohenberger

Giftpflanzen und allergieerzeugende Pflanzen

im Garten, in der Natur und im Zimmer

AF827895

230 Pflanzen

204 Farbfotos

Obst- und Gartenbauverlag München

Herausgeber: Bayerischer Landesverband für Gartenbau und Landespflege e. V.
Herzog-Heinrich-Straße 21, 80336 München
Internet: http://www.gartenratgeber.de. E-Mail: info@gartenbauvereine.org
Text/Fotos: Dr. E. Hohenberger
© Obst- und Gartenbauverlag des Bayerischen Landesverbandes für Gartenbau und Landespflege, München
Gesamtherstellung: Ludwig Auer GmbH, Donauwörth
1. Auflage 2003, ISBN 3-87596-113-7

Vorwort

Giftige, hautreizende und allergieerzeugende Pflanzen sind ein selbstverständlicher Teil unserer Umwelt. Damit müssen wir leben. Der Begriff „Gift“ ist ohnehin außerordentlich relativ. Man muss sich hier immer wieder an den genialen Satz des spätmittelalterlichen Arztes Paracelsus halten *„Allein die Dosis macht das Gift“*. Das bedeutet: Zu einer Vergiftung kommt es dann, wenn die problematischen Wirkstoffe in entsprechend hoher Dosierung auf den Körper einwirken. In diesem Sinne muss sogar die allgemein gebräuchliche Petersilie zu den „Giftpflanzen“ gerechnet werden, denn bei unvernünftiger Überdosierung, besonders der Früchte als harntreibendes Mittel, kann es zu Nierenschädigung und Leberverfettung kommen. Schon dieses Beispiel zeigt, dass der „giftfreie Garten“ nicht möglich ist. Kleinkinder, die oft alles, was in greifbarer Nähe ist, in den Mund stecken, sollten im Garten und in der Natur grundsätzlich beaufsichtigt werden. Auch in der Wohnung müsste man auf fast alle Zimmerpflanzen verzichten, wenn man keine giftigen Pflanzen verwenden will. Bei der Platzierung von Zimmerpflanzen sollte darauf geachtet werden, dass sie für Kleinkinder nicht erreichbar sind. Schrittweise muss mit viel pädagogischem Geschick das Verhältnis zur Natur mit ihren Freuden und Gefahren erarbeitet werden.

Recht häufig erleiden Erwachsene und Kinder beim Umgang mit Pflanzen Hautreizungen von verschiedenem Schweregrad. Die Ursachen sind unterschiedlicher Natur:
- Primäre Hautreizungen durch bestimmte Inhaltsstoffe
- Echte Allergien unter Beteiligung des Immunsystems
- Fotosensibilisierungen durch Berührung bestimmter Pflanzen und anschließender Lichteinwirkung.

In dieser Broschüre werden die unterschiedlichen Ursachen und Wirkungen sowie die Behandlungsmöglichkeiten aufgezeigt.

Zahlreiche giftige und allergisierende Pflanzen haben einen guten Ruf in der traditionellen und der modernen Volksmedizin. Oft geht der Benutzer von der häufig propagierten Vorstellung aus, „Natur kann nicht schaden“. Aber auch für Heilpflanzen gelten die gleichen Bedingungen wie für chemisch hergestellte Medikamente: Je intensiver und sicherer die Wirkung ist, desto wahrscheinlicher sind Nebenwirkungen.
Die Empfehlungen oder Warnungen in dieser Veröffentlichung richten sich, wenn nicht anders vermerkt, nach den Beurteilungen der Kommission E (ehemaliges BGA).

Anmerkung: Die meisten der als „kaum oder wenig giftig“ eingestuften Pflanzen, wie z.B. *Aechmea* und andere Ananasgewächse, werden in dieser Broschüre nicht aufgeführt. Das heißt aber nicht, dass man sie essen kann oder ihren Saft leichtsinnig auf die Haut schmieren sollte. Das gleiche gilt für die Begonien, die je nach Art „giftig“ oder „ungiftig“ sind sowie für Lavendel, Pelargonien, Waldmeister und viele andere. Auch Pflanzen, die zwar von ihren Inhaltsstoffen her betrachtet, als „giftig“ oder „stark giftig“ gelten, bei denen aber Vergiftungen, wie z.B. bei der Schmucklilie, nur äußerst selten vorkommen, sind hier nicht enthalten.
Um den Rahmen einer Broschüre über Giftpflanzen nicht zu sprengen, haben wir uns auf die Pflanzen konzentriert, die in Haus und Garten häufig vorkommen und bei denen die meisten Vergiftungserscheinungen auftreten.

Die grundsätzlichen Regeln für die Behandlung bei Vergiftungen sind ab S. 12 ff. beschrieben. Am Schluss der einzelnen Pflanzenbeschreibungen gibt es jeweils noch spezielle Ratschläge für diese Pflanze.

Titelbilder:
Tollkirsche, ”Gärtnerarm“, Gefleckter Schierling, blühende Wiese (oben, von links nach rechts)
Holunderblüten pflücken, Brennhaar einer Brennnessel, Gelber Fingerhut, Kaktusdornen (unten, von links nach rechts)

Inhaltsverzeichnis

Einleitung

Pflanzen wissen sich zu wehren

Charles Darwin prägte den Begriff vom *„Kampf ums Dasein“*. Er meinte damit nicht nur die handfesten Auseinandersetzungen um ein Revier, um Futter, um die Fortpflanzung oder ums nackte Leben, sondern er hatte mehr noch die subtilen Fähigkeiten im Auge, die notwendig sind, um in einer Welt des Fressens und Gefressenwerdens zu überleben. In einer solchen, auf den ersten Blick grausamen Welt, spielen Verteidigungsstrategien eine entscheidende Rolle, etwa der Panzer der Schildkröte oder die Stacheln des Igels.
In einer Welt, die vom „Kampf ums Dasein“ geprägt ist, sitzen die Pflanzen scheinbar am kürzeren Hebelarm. Sie sind die einzigen Lebewesen, die aus anorganischer Substanz Eiweiße und Kohlenhydrate herstellen können und dienen deshalb als Nahrungsgrundlage für die anderen Lebewesen, nämlich für Tiere, Menschen und jene, die als Schmarotzer leben, also für Bakterien, Viren und Pilze.

Um sich selbst zu schützen, haben die Pflanzen eine Reihe von Strategien entwickelt. Die wohl wichtigste ist die geradezu unwahrscheinliche Regenerationsfähigkeit. Ein Strauch, den man „auf den Stock setzt“, ist schon zwei Jahre später wieder ein üppiger Busch. Und die Unmassen von Samen, die eine einzige Pflanze bilden kann, bieten sichere Gewähr für reichen Nachwuchs.
Aber auch anderweitig wissen sich die Pflanzen zu verteidigen. *„Röslein wehrte sich und stach“* ist uns allen aus dem Volkslied bekannt. Stacheln und Dornen sind im Pflanzenreich weit verbreitet und wurden in verschiedenen Pflanzenfamilien entwickelt. Als besonders unverschämt werden diesbezüglich die Kakteen empfunden. Sie besitzen so genannte

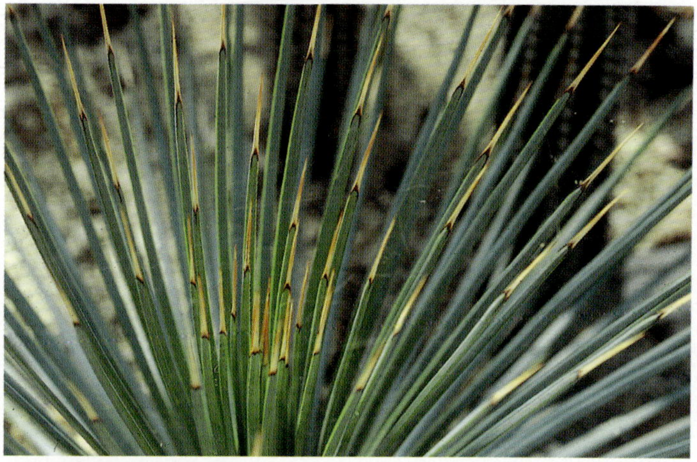

Dornen der Agave stricta.

Glochidien. Das sind Dornen, die mit Widerhaken versehen sind. Verletzungen mit Kakteendornen führen nicht selten zu sehr schmerzhaften Infektionen.
Zum Definitionsproblem: Kaktus-„Stacheln“ sind in Wirklichkeit Dornen und die Rosen haben entgegen dem volkstümlichen Sprachgebrauch keine Dornen, sondern „Stacheln“. Bei Stacheln handelt es sich um Auswüchse der Pflanzenhaut. Dornen hingegen wachsen aus tiefer liegenden Pflanzengeweben heraus. Weißdorn und Berberitze sind Beispiele für Pflanzen mit Dornen.
Wenn Berberitzendornen in die Haut eindringen und abbrechen, gilt es, die Wunde zu beobachten. Häufig heilt sie nach Entfernung des Dorns gut ab, aber manchmal lebt eine bestimmte Pilzart auf den Berberitzen

Kaktusdornen mit Widerhaken.

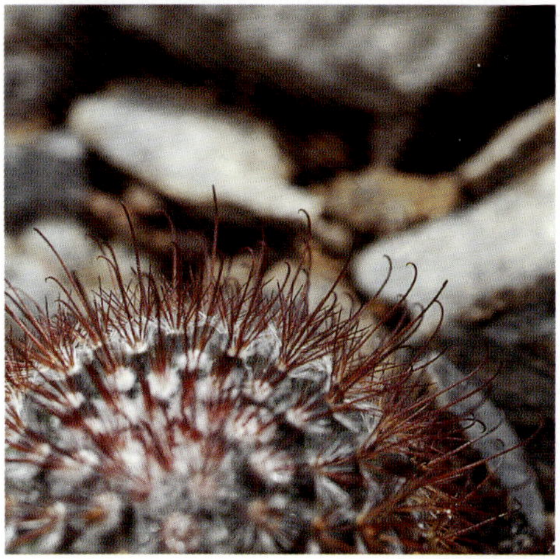

Berberitzendornen können infiziert sein.

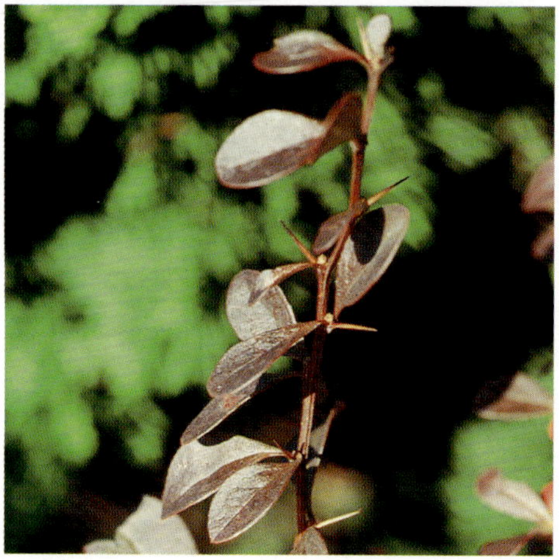

Rosenstacheln.

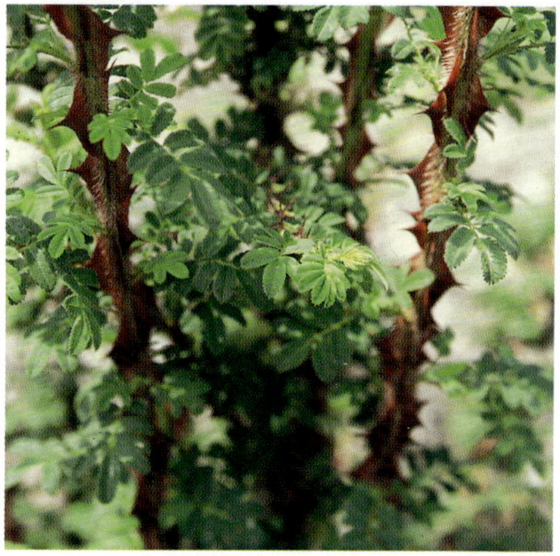

und wenn dieser Pilz mit dem Dorn in die Wunde gerät, kann dies zu Blutvergiftung (Sepsis) führen. Deshalb sollte die Wunde sofort nach der Entfernung des Dorns mit Jodersatz oder Wasserstoffsuperoxid desinfiziert werden. Bei Schwellung und starken Schmerzen oder wenn es nicht gelingt, den Dorn zu entfernen, sollte unverzüglich der Arzt aufgesucht werden.

Warum gibt es giftige Pflanzen?

Auch die im Laufe der Evolution erfolgte Entwicklung giftiger Inhaltsstoffe in den Pflanzen bietet einen gewissen Schutz vor der Gefahr des Gefressenwerdens. Aber „Gift" ist ein sehr relativer Begriff. Unbeschadet saugen Blattläuse und Milben an Pflanzen, die für uns Menschen und manche andere Säugetiere als „hochgiftig" eingestuft werden. Auch Vögel mit ihrem sehr raschen Stoffwechsel vertragen problemlos manche Beeren, an denen wir uns lebensgefährlich vergiften würden.
In Mitteleuropa gibt es etwa 50 Pflanzenfamilien, in denen giftige Arten vorkommen. Dazu kommt die Fülle an Zimmer-, Garten- und Nahrungspflanzen, die wir aus aller Welt importiert haben.
Studiert man die einschlägige Literatur, dann fällt auf, dass die Aussagen über die Giftigkeit von Pflanzen höchst unterschiedlich sind. Offenbar gibt es Beobachtungen, wonach die Inhaltsstoffe bestimmter Pflanzen in einem Fall problemlos vertragen werden, im anderen Fall jedoch starke Beschwerden verursachen. Die erwünschten und auch die unerwünschten Inhaltsstoffe einer Pflanzenart können je nach Standort, Witterungsverhältnissen und örtlicher Rasse erheblich schwanken. Wir kennen das von Würzkräutern. Auf sonnigen Standorten duften sie erfahrungsgemäß viel intensiver als auf schattigen Plätzen, weil sie größere Mengen an ätherischen Ölen bilden. Ähnliches kennen wir auch vom Zuckergehalt beim Obst.
Die individuelle Konstitution, das Alter und die Gewöhnung spielen beim Menschen ebenfalls eine große Rolle, wenn es um die Verträglichkeit pflanzlicher Inhaltsstoffe geht. Vielen von uns ist wohl die Übelkeit nach der ersten Zigarette und der erste Rausch nach ein paar Schluck Bier oder Wein in recht unangenehmer Erinnerung. Mit zunehmender Gewöhnung lässt man sich diese Genussmittel oft auch in recht hoher Dosierung schmecken.

Welche Inhaltsstoffe der Pflanzen sind giftig?

Die „giftigen" Stoffklassen sind uns aus der Pflanzenheilkunde als heilsame Inhaltsstoffe bekannt. Hier kommt die Aussage des großen Paracelsus zur Geltung: *„Die Dosis macht's"*.

Alkaloide

Alkaloide sind stickstoffhaltige organische Verbindungen von sehr unterschiedlicher Struktur. Sie sind ziemlich berüchtigt. Sie finden sich zum Beispiel in Nachtschattengewächsen und Mohngewächsen. Vor allem der mit Recht gefürchtete Schierling sowie die Herbst-Zeitlose

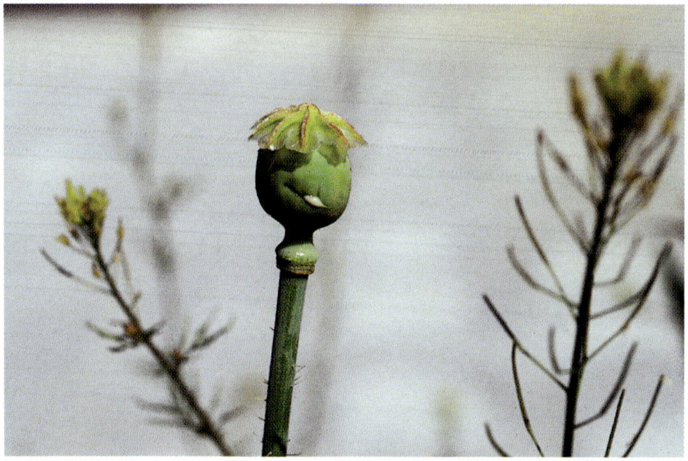

Aus der angeritzten Fruchtkapsel des Schlafmohns tritt weißliches Rohopium heraus.

und die Tollkirsche besitzen hochgiftige Alkaloide. Diese Stoffe werden im Körper rasch resorbiert, teilweise auch durch die unverletzte Haut. Vergiftungen mit Alkaloiden können sich an vielen Organen und auf sehr unterschiedliche Weise auswirken. Wegen der uneinheitlichen chemischen Struktur können keine allgemein gültigen Vergiftungsmuster beschrieben werden, sondern nur die Auswirkungen des jeweiligen Wirkstoffes. Problematisch bei Vergiftungen ist die Tatsache, dass Alkaloide sehr schnell mit dem Blut im Körper verteilt werden. Sie werden teilweise im Körper zerstört, teilweise auch unverändert durch die Nieren, die Galle, die Muttermilch und durch Drüsensekrete ausgeschieden. Hierzu ein Beispiel: Schwangeren Frauen wird eindringlich geraten, das Rauchen zu unterlassen, übrigens auch später während der Stillzeit, weil das giftige Alkaloid Nikotin dem Kind Schaden zufügen könnte.
Die Alkaloide sind nicht gleichmäßig in allen Pflanzenteilen enthalten. Deshalb können wir die unterirdischen Knollen der Kartoffelpflanze verzehren, obwohl sie ein giftiges Nachtschattengewächs ist.
Eine Reihe von alkaloidhaltigen Pflanzen nutzen wir als Heilpflanzen, z. B. Schlaf-Mohn, Schöllkraut, Mutterkornpilz und Bittersüßer Nachtschatten.

Tabakanbau im Elsass.

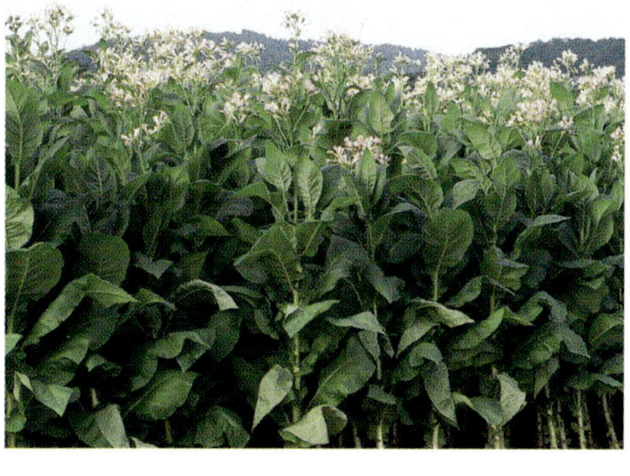

Glykoside

Sie sind recht unterschiedlich in ihrem Wirkspektrum: Wir freuen uns über die scharfen Senfölglykoside in der Senfpflanze und im Meerrettich, fürchten uns jedoch vor den giftigen Herzglykosiden im Fingerhut und im Maiglöckchen, benützen sie aber als Heilmittel. Das sehr starke Gift des Oleanders ist ebenfalls ein Herzglykosid.

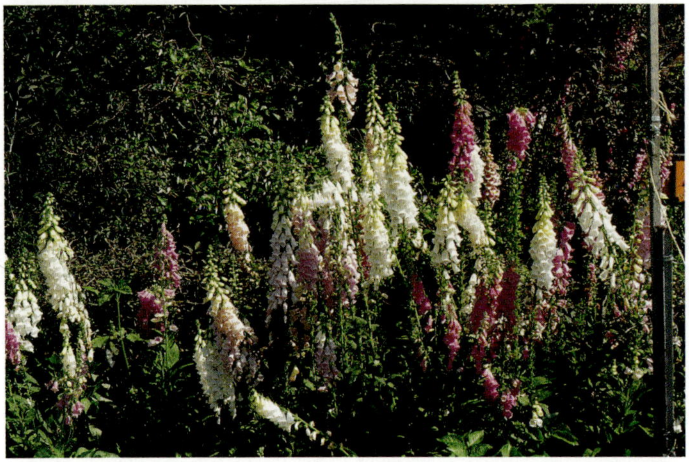

Die verschiedenen Fingerhut-Arten und -Sorten sind beliebte, aber sehr giftige Zierpflanzen.

Vergiftungen mit Glykosiden können wegen ihrer unterschiedlichen chemischen Struktur recht verschiedenartig sein. Berüchtigt sind beispielsweise **Blausäureglykoside**, die im Körper hochgiftige Blausäure abspalten können, wodurch die Zellatmung dramatisch behindert wird. Hohe Dosen erregen zunächst und lähmen dann das Zentralnervensystem. Blausäureglykoside sind in über 2000 Pflanzenarten nachgewiesen. Sie sind häufig in Samen enthalten, zum Beispiel in den Kernen der Steinfrüchte (Kirschen, Zwetschgen, Pfirsiche) und in den Samen von Kernobst (Äpfel, Birnen, Zwergmispel, Zierquitte, usw.). Der Gehalt an Blausäureglykosiden ist in den Kernen von Äpfeln, je nach Art und Sorte, sehr unterschiedlich. Manche Kerne kann man als „nicht giftig", manche als „stark giftig" kennzeichnen. Ähnliches gilt bei Pflaumen und Kirschen für die im Stein enthaltenen Kerne.

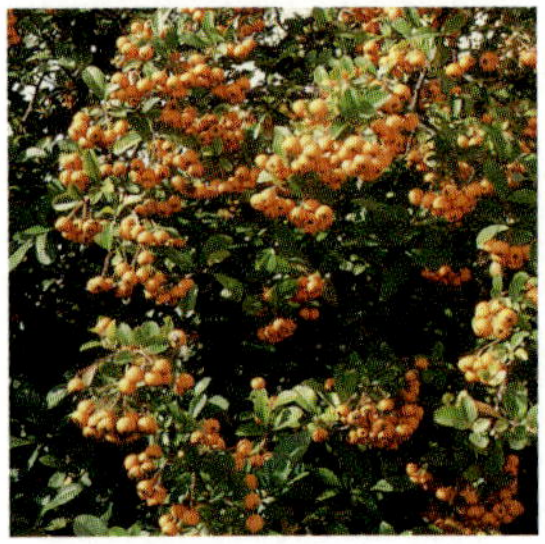

Der Feuerdorn (*Pyracantha sp.*, Familie Rosengewächse) ist ein Zierstrauch mit leuchtend orangeroten Früchten. Auch bei ihm ist das Fruchtfleisch ungiftig, durch Verzehr der Früchte samt Kernen kann es jedoch bei Kindern zu Übelkeit und Erbrechen kommen. Besonders reich an Blausäureglykosiden sind Bittermandelkerne. Mit ihnen sind bei Überdosierung schon tödliche Vergiftungen vorgekommen. Manchmal sind Blausäureglykoside auch in den Blättern und der Rinde verschiedener Pflanzen enthalten, zum Beispiel in der Holunderrinde.

Feuerdorn hat je nach Sorte gelbe, orange oder feurig rote Beeren.

Auch die wegen ihrer Heilwirkung geschätzten **Saponine** gehören zur Gruppe der Glykoside. Sie sind im Pflanzenreich weit verbreitet. Saponindrogen werden vor allem als Hustenmittel eingesetzt, zum Beispiel die Primelwurzel und der Efeu.

Gerbstoffe

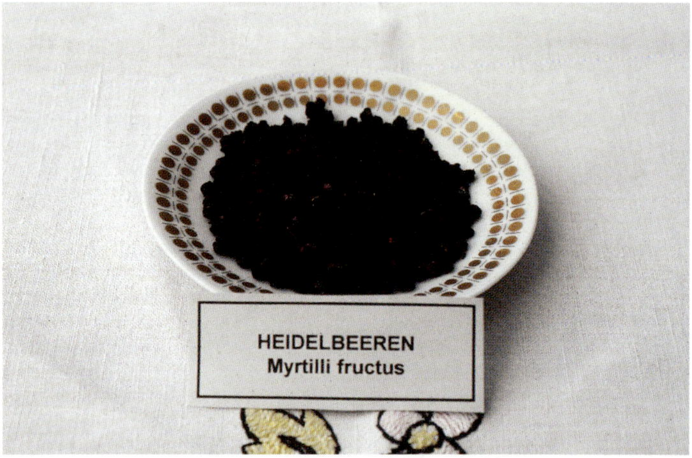

Getrocknete Heidelbeeren enthalten heilsame Gerbstoffe.

Sie haben eine adstringierende (zusammenziehende) Wirkung. Deshalb werden gerbstoffreiche Pflanzenteile seit alters her dazu verwendet, tierische Häute in Leder umzuwandeln. Medizinisch werden Gerbstoffdrogen zur Behandlung von entzündeter Haut und Schleimhaut verwendet, zum Beispiel zum Gurgeln und zur Behandlung entzündeter Wunden. Eichenrinde und Blutwurz (*Potentilla erecta*) seien hier lobend erwähnt. Getrocknete Heidelbeeren sind als Tee wegen ihres hohen Gerbstoffgehalts ein altbewährtes Mittel gegen Durchfall, weil dieser Tee die entzündete Magen- und Darmschleimhaut zum Abschwellen bringt. Gerbstoffe brauchen eine gewisse Zeit, bis sie sich im Wasser lösen. Je länger zum Beispiel ein Schwarzer Tee oder Pfefferminztee zieht, desto mehr Gerbstoffe enthält er. Das ist dann erwünscht, wenn man mit diesem Tee einen Durchfall behandeln will.
Vergiftungen durch zu hohe Dosen reiner Gerbstoffe führen zum Zelltod und können nach oraler Zufuhr zu Verätzungen und Entzündungen im Magen-Darm-Kanal führen.

Ätherische Öle

Sie sind im wesentlichen verantwortlich für den angenehmen Duft, aber manchmal auch für den widerlichen Geruch einer Pflanze. Wir schätzen Pflanzen mit ätherischen Ölen als Würzmittel, bei manchen Heilpflanzen sind sie das wirksame Prinzip. Ätherische Öle sind, chemisch betrach-

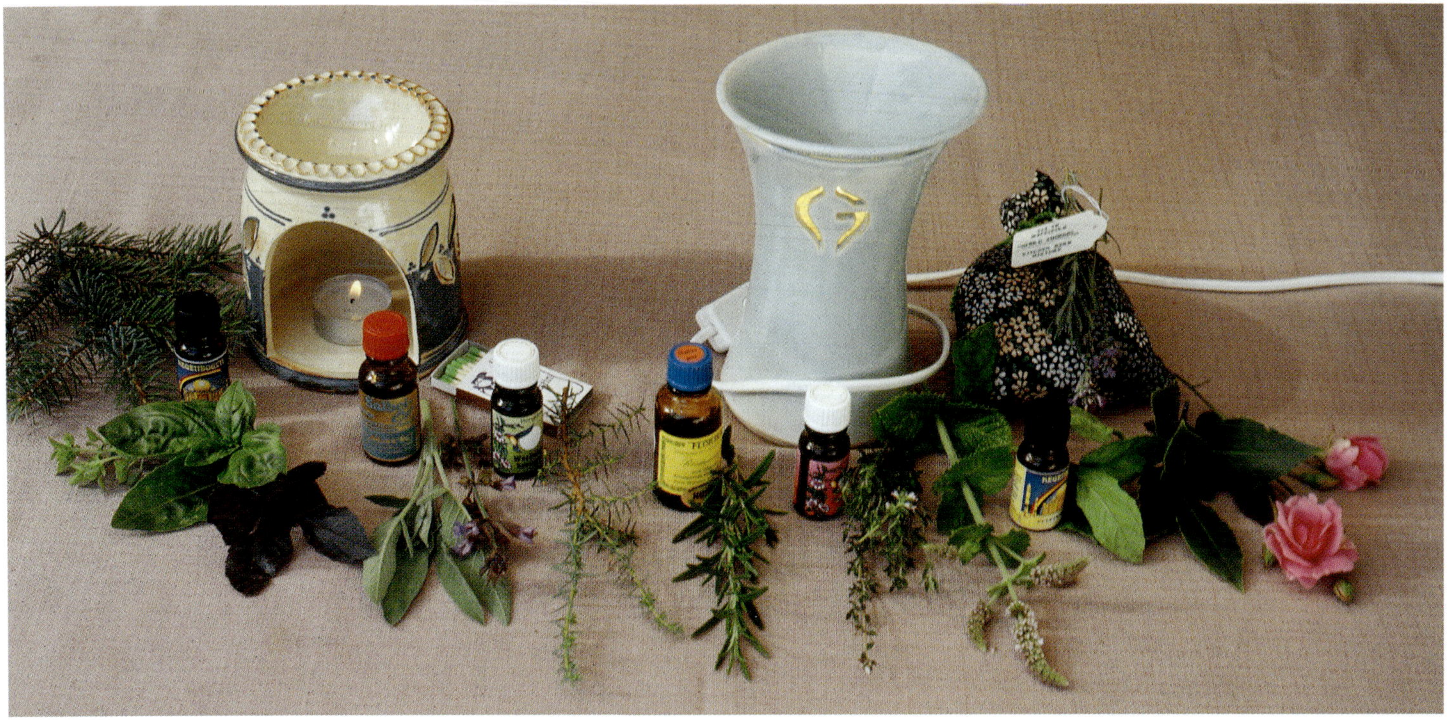

In der Duftlampe lässt man ätherische Öle verschiedener Kräuter verdunsten.

tet, keine einheitliche Stoffgruppe. Sie haben eine ölige Konsistenz und verdunsten leicht. Sie sind in Wasser wenig löslich, aber gut in Alkohol. Deshalb werden viele Heilmittel seit alters her in Form alkoholischer Tinkturen aufbereitet und verabreicht. Bei der Inhalation mit Kamillen- oder Salbeitee sind es die ätherischen Öle, die entzündungshemmend und antibiotisch wirken. Selbst im Zeitalter hochmoderner Medizin sind diese traditionellen Maßnahmen durch nichts zu ersetzen. Auch bei einem Verdauungsschnäpschen nach schwer verdaulichen Mahlzeiten wirken außer den in dieser „Medizin" fast stets vorhandenen Bitterstoffen und Gerbstoffen die ätherischen Öle als Verdauungshilfe. Bärwurz, Engelwurz, Beifuß und Wermut seien als Beispiele genannt.
Die Aromatherapie benützt das heilsame Prinzip der ätherischen Öle in Form der Duftlampe, wobei die ätherischen Öle verdunsten und dann eingeatmet werden. Aber selbst die als völlig ungiftig angesehene Pfefferminze kann gefährlich werden: Das ätherische Öl Menthol kann bei Säuglingen und Kleinkindern Krämpfe der Atmungsorgane hervorrufen. Deshalb sollte man das angenehm, aber intensiv duftende Pfefferminzöl nicht bei Anwesenheit von Säuglingen und Kleinkindern in der Duftlampe verwenden. Ganz allgemein gilt: Die Fläschchen mit den ätherischen Ölen dürfen keinesfalls in Reichweite von Kindern stehen.
Ätherische Öle rufen auf der Haut, noch intensiver auf der Schleimhaut, örtliche Reizungen hervor. Diese Reizungen können mäßig bis stark sein und im Extremfall sogar zur Zerstörung der Haut (Nekrose) führen. Dies ist vor allem bei Terpentinölen der Fall, die im Gemisch der ätherischen Öle von Nadelbäumen, wie etwa Fichten-, Kiefer- und Wacholderöl enthalten sind. Manche ätherischen Öle enthalten toxische Bestandteile. Dies ist zum Beispiel beim Wacholderöl der Fall. Deshalb steht die moderne Medizin den früher üblichen, höchst drastischen „Blutreinigungsmaßnahmen" mit Wacholderbeeren heute skeptisch gegenüber. Früher wurden bis zu 75 (!) Wacholderbeeren pro Tag zur Blutreinigung gekaut, was zu Nierenversagen führen konnte. In vernünftiger, sparsamer Dosierung als Gewürz oder in Teemischungen sind sie wegen ihrer nierenanregenden Wirkung sehr zu empfehlen.

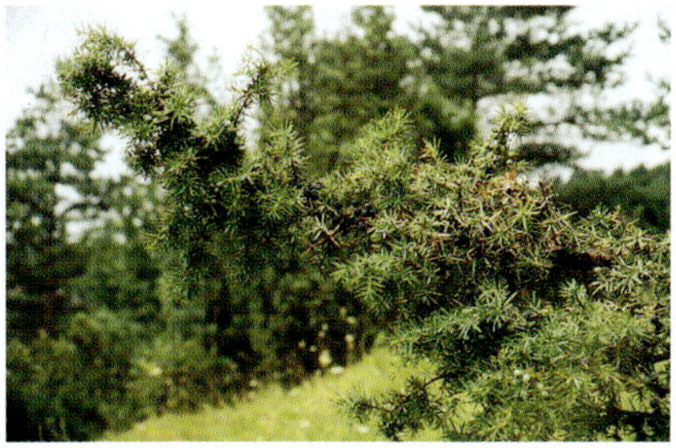

Wacholderbeeren sind sehr gesund, aber ein Musterbeispiel dafür, dass es auf die richtige Dosierung ankommt.

Bitterstoffe

Auch sie sind chemisch nicht einheitlich. Deshalb zeigen pharmakologische Wirkungen und Vergiftungserscheinungen mit bitterstoffhaltigen Pflanzen höchst unterschiedliche Symptome. Recht auffallend ist zum Beispiel der weiße Milchsaft, der beim Abpflücken von Wolfsmilcharten und Löwenzahn aus dem Pflanzengewebe austritt. Dieser Saft wirkt schwach bis stark hautreizend. Er wird deswegen auch heute noch volksmedizinisch bisweilen zur Behandlung von Warzen eingesetzt. Früher wurden die Samen mancher Wolfsmilcharten als Brech- und Abführmittel eingesetzt, was häufig zu Vergiftungen führte.

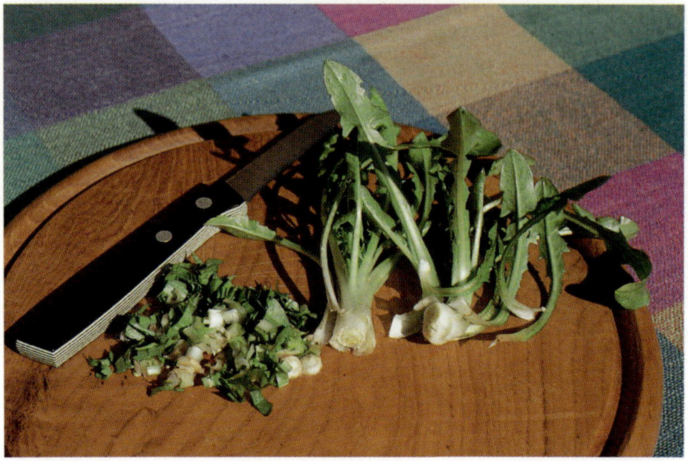

Frischer Löwenzahn ist im zeitigen Frühjahr ein ausgezeichnetes Mittel zur Anregung der Nierenfunktion und zur Leberstärkung; aber nur die jungen, zarten Blätter sind zu empfehlen.

Wenig erforschte Inhaltsstoffe

Bei zahlreichen Pflanzen kennt man die Vergiftungssymptome recht genau, aber die giftigen Inhaltsstoffe sind in ihrer chemischen Struktur noch nicht ausreichend erforscht. Hier wären als Beispiele Schneeballarten, Liguster, Stechpalme, Pfaffenhütchen und die Aronstabgewächse zu nennen. Zu der letztgenannten Pflanzenfamilie gehören zahlreiche Zimmerpflanzen.

Pflanzenheilkunde, Homöopathie und Bach-Blütentherapie

Diese Begriffe darf man nicht „in einen Topf werfen", denn ihr Wirkprinzip ist unterschiedlich.
Bei der Pflanzenheilkunde (Phytotherapie) werden Erkrankungen oder Befindensstörungen durch Zubereitungen aus Pflanzen oder Pflanzenteilen behandelt. Hierbei wirken die Inhaltstoffe der jeweiligen Pflanze auf die erkrankten Organe ein. Oft haben pflanzliche Heilmittel weniger Nebenwirkungen als synthetisch hergestellte Arzneimittel. Zahlreiche giftige oder allergisierende Pflanzen sind in der richtigen Dosierung ausgezeichnete Heilmittel.
Homöopathie ist ein durch Samuel Hahnemann (1755–1843) begründetes Therapieprinzip, bei dem Medikamente nicht unmittelbar gegen Krankheitssymptome eingesetzt werden und aufgrund ihrer Inhaltsstoffe therapeutisch wirken, wie es zum Beispiel in der Schulmedizin, aber auch bei der Pflanzenheilkunde geschieht. Bei der Homöopathie werden in niedriger Dosierung speziell verschüttelte (potenzierte) Substanzen verabreicht, die in hoher Dosierung jene Krankheitssymptome erzeugen, gegen die sie dann eingesetzt werden.
Beispiel: Die Brennnessel erzeugt auf der Haut „Nesselsucht" (Urticaria) mit stark geröteter Entzündung und Quaddeln. Folgerichtig wird das aus der Kleinen Brennnessel *(Urtica urens)* hergestellte homöopathische Medikament gegen Nesselfieber verordnet. Dieses Nesselfieber kann unterschiedliche Ursachen haben, z. B. Nahrungsmittelallergien.
Eine ganze Reihe von Giftpflanzen und allergieerzeugenden Pflanzen werden zur Herstellung homöopathischer Arzneien verwendet.
Die Bach-Blütentherapie ist vom Denkansatz her insofern mit der Homöopathie verwandt, als es in beiden Fällen bei den Essenzen oder Tinkturen nicht um einen stofflichen Effekt geht, sondern um eine nichtmaterielle Information. Der Unfallchirurg und Bakteriologe Dr. Edward Bach (1886–1936) entwickelte sein Heilkonzept, um mit den Essenzen aus 38 teils giftigen Pflanzen 38 negative Seelenzustände zu behandeln. Er war überzeugt, *„wenn der Charakter sich ändert, schmelzen die Krankheiten dahin, wie Schnee an der Sonne"*.

Giftpilze

In bestimmten Lebensbereichen des Gartens wachsen bisweilen appetitlich aussehende und angenehm duftende Pilze, die man am liebsten verzehren möchte. Bei Pilzen ist die Gefahr von Vergiftungen besonders groß, weil fast jeder essbare Pilz einen giftigen Doppelgänger hat, den man nur bei genauer Artenkenntnis vom essbaren Pilz unterscheiden kann. Am gefährlichsten sind diesbezüglich Knollenblätterpilze, die den köstlichen Champignons recht ähnlich sehen können. Verhängnisvoll ist dabei die Tatsache, dass die Vergiftungssymptome erst nach 10 bis 24 Stunden auftreten, wenn das ganze Gift bereits vom Körper aufgenommen wurde und das Auspumpen des Magens nichts mehr nützt.
Die wohl dramatischsten Pilzvergiftungen geschahen früher durch Getreide, das mit dem Mutterkornpilz (*Claviceps purpurea* Tull.) verunreinigt war. In Notjahren bestanden bis zu 10 % des Mehls aus Mut-

terkorn. Die letzte Massenvergiftung datiert aus den Jahren 1926/27 in Russland, mit 11 000 Fällen. Im Mittelalter wurden Massenerkrankungen, die durch den Mutterkornpilz zustande kamen, Sankt-Antonius-Feuer genannt. Die wirkliche Ursache war damals nicht bekannt. Die Erkrankung begann mit Taubheit und Kribbelgefühl an Händen und Füßen. Es folgten brennende Schmerzen, daher der Name Sankt-Antonius-„Feuer“, und die Bildung von Blasen, die sich bald infizierten. Das Gewebe trocknete ein, schrumpfte, wurde schwarz (Gangrän), dann fielen nach und nach Finger und Zehen ab. Bis zum Tode war es ein langer Leidensweg. Matthias Grünewald hat das Krankheitsbild auf dem Isenheimer Altar meisterhaft dargestellt.

Vergiftungen mit Mutterkorn kommen heute nur noch selten vor, bisweilen jedoch durch Überdosierung mutterkornhaltiger Medikamente. Mutterkorn ist zum Beispiel in Migränemitteln enthalten sowie in Medikamenten, die bei Gehirnerschütterung und Blutungen verordnet werden. Bei mehreren Erkrankungen wird Mutterkorn in homöopathischer Dosierung eingesetzt, besonders bei Blutungen verschiedener Art.

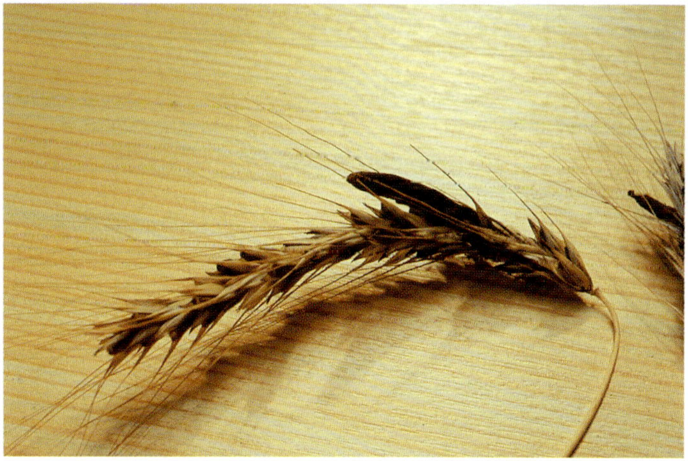

Mutterkorn ist ein hochgiftiger Pilz, aber gleichzeitig Grundlage für sehr wirksame Medikamente.

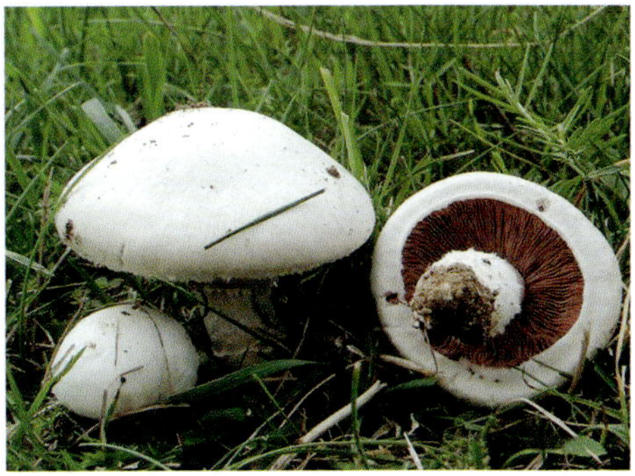
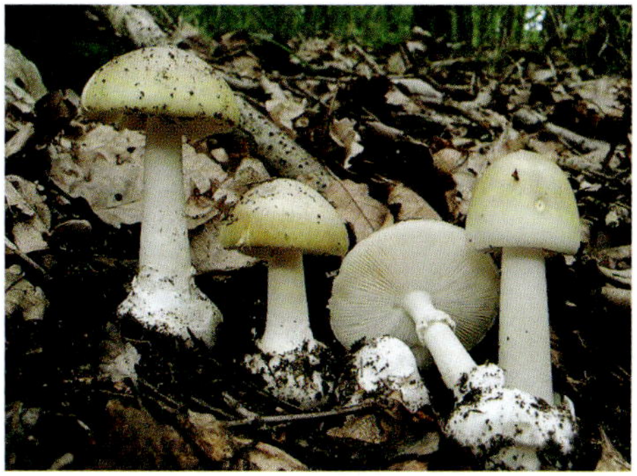
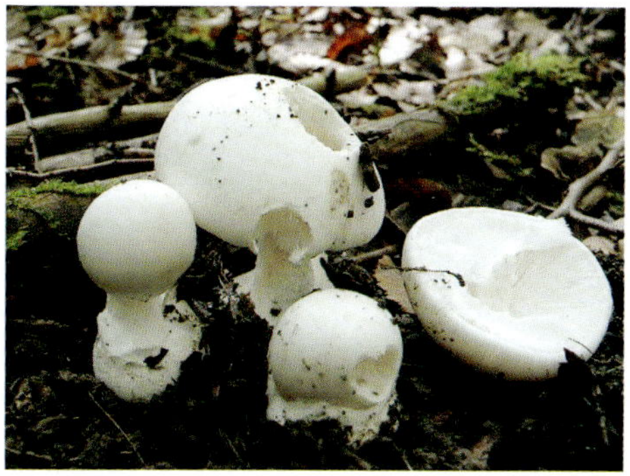

Vor Verwechslungen zwischen dem Wiesenchampignon (links) und den tödlich giftigen Knollenblätterpilzarten (Grüner Knollenblätterpilz, Amanita phalloides, Mitte und eine weiße Unterart, A. ph. var. alba, rechts) muss eindringlich gewarnt werden. Sicherste Unterscheidungsmerkmale sind die lappig abstehende Hülle der Stielbasis und die stets reinweiß bleibenden Lamellen beim Knollenblätterpilz.

Was tun bei Vergiftungen?

Vor allem Kinder können im Haus, im Garten und in der Natur stets mit giftigen, hautreizenden und allergisierenden Pflanzen in Berührung kommen. Deshalb ist es wichtig, stets die Telefonnummer einer Giftnotrufzentrale zusammen mit anderen Notrufnummern parat zu haben.

Behandlung von Pflanzenvergiftungen zu Hause

- **Nicht in Panik geraten,** nicht voreilig handeln (nur so sind Fehler zu vermeiden), den Patienten beruhigen und ermutigen
- Vor jeder Maßnahme erst eine **Giftnotrufzentrale** anrufen
  - Wenn irgend möglich angeben, um welche Pflanze es sich handelt
  - Angeben, wie viel von welchen Pflanzenteilen gegessen wurde
- Erste Maßnahme ist in der Regel die **Verdünnungstherapie**: Tee, Wasser oder Fruchtsaft trinken lassen (in der Fachliteratur [1] wird immer wieder der Himbeersaft bevorzugt genannt), jedoch das Trinken nicht erzwingen, keine Milch (die wenigen Ausnahmen sind bei den einzelnen Pflanzen angegeben), keine alkoholischen Getränke!
- Möglichst bald sollte in der Regel die Einnahme von **Medizin-Kohle** erfolgen, die meistens in der Lage ist, das Gift an sich zu binden und mit dem Stuhlgang auszuscheiden: 10 Kohlekompretten (= 10 Gramm) zerdrücken, mit Wasser aufschwemmen, löffelweise verabreichen, jedoch Einnahme nicht erzwingen.
- In seltenen Fällen empfiehlt es sich, **Erbrechen** auszulösen, was man allerdings, wenn irgend möglich, dem behandelnden Arzt überlassen sollte.
- Um Erbrechen auszulösen **viel trinken lassen** (keine Milch, kein alkoholisches Getränk), Kopf in Seitenlage tiefer legen als Oberkörper, Rachenhinterwand reizen.
- **Ärztliche oder klinische Behandlung:** Eventuell Magenspülung, symptombezogene Therapie [nach Literatur 2].

Giftnotrufzentralen

Grundsätzlich sollte unverzüglich eine Giftnotrufzentrale zu Rate gezogen werden, wenn der Verdacht auf eine Gifteinwirkung besteht. In Bayern gibt es zwei Giftnotrufzentralen, in München und Nürnberg.

Giftnotruf München
Toxikologische Abteilung der II. Medizinischen Klinik rechts der Isar der Technischen Universität München
Ismaninger Straße 22, 81675 München
Telefon 0 89/1 92 40, Fax 0 89/41 40 24 67

Giftinformationszentrum Nürnberg
der Medizinischen Klinik 2, Klinikum Nürnberg
Professor-Ernst-Nathan-Straße 1, 90419 Nürnberg
Telefon 0911 / 3 98 – 34 78, Fax 0911 / 3 98 – 21 92

Nach Auskunft der Giftnotrufzentrale München gibt es pro Jahr ca. 4200 Anfragen nach einem Kontakt mit Giftpflanzen, wovon 10 % auf Vergiftungen mit Pilzen beruhen. Demnach ist die Gifteinwirkung durch Pflanzen die zweithäufigste Problematik nach Falschanwendung oder Überdosierung von Medikamenten.

① Bei Säuglingen und Kleinkindern im 1. Lebensjahr werden Vergiftungen meistens durch Kauen von Zimmerpflanzen ausgelöst. Besonders oft kommen Anfragen wegen *Schefflera sp.* (S. 27). Die beliebte Zimmerpflanze gehört zur Familie der Araliengewächse und ist demnach mit dem Efeu (S. 39) verwandt. Auch die Blätter des *Philodendron*, Familie Aronstabgewächse (S. 28) und verschiedener Wolfsmilchgewächse (z.B. Weihnachtsstern, Kroton) werden häufig von Säuglingen und Kleinkindern in den Mund gesteckt und gekaut.

② Am häufigsten werden Vergiftungen mit den Beeren von Eibe, Vogelbeere, verschiedenen Geißblattgewächsen, *Cotoneaster sp.*, Liguster und Mahonie gemeldet sowie mit den Schoten des sehr giftigen Goldregens. Dies betrifft vor allem Kleinkinder bis zum 6. Lebensjahr.

③ Statistisch betrachtet kommen bei Kindern im Schulalter Vergiftungen mit Pflanzen relativ selten vor. Jugendliche (14.–18. Lebensjahr) konsumieren auffallend häufig Giftpflanzen als Droge. 51 % der Vergiftungen gehen auf Einnahme von Blättern der Engelstrompete (*Brugmansia*, S. 41) und Tollkirsche zurück.

④ Bei Erwachsenen kommt es zu Vergiftungen durch Verwechslungen, wenn zum Beispiel Heilpflanzen oder Wildgemüse gesammelt werden und die Pflanzen nicht genau bekannt sind. Bärlauch und Herbstzeitlosenblätter sind in dieser Hinsicht recht problematisch. Auch durch Überdosierung oder falsche Zubereitung von Heilpflanzen können Vergiftungen auftreten. Giftige Pflanzen und Pilze mit halluzinogener Wirkung werden ebenfalls bisweilen eingenommen oder auch in suizidaler Absicht.

Die Anzahl der mittelschweren und schweren Vergiftungen liegt meistens unter 5 %.

Reizungen der Haut durch Pflanzen

Recht häufig erleiden Erwachsene und Kinder beim Umgang mit Pflanzen Hautreizungen von verschiedenem Schweregrad. Die Ursachen sind unterschiedlicher Natur:

- Primäre Hautreizungen durch bestimmte Inhaltsstoffe
- Fotosensibilisierungen durch Berührung bestimmter Pflanzen und anschließender Lichteinwirkung
- Echte Allergien unter Beteiligung des Immunsystems.

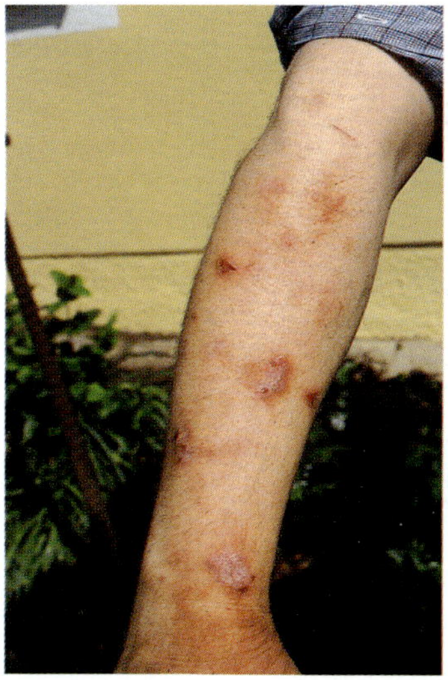

Ekzeme entstehen entweder durch unmittelbare Reizungen der Haut oder es handelt sich um echte Allergien unter Beteiligung des Immunsystems (S. 16).

Wenn man ältere Personen fragt: „Welche Zimmerpflanze ist besonders gefährlich?", erhält man häufig die Antwort: „**Die Becherprimel**". Wegen ihrer „Giftigkeit" hatte diese hübsche Pflanze in den letzten 50 Jahren einen schweren Stand. Inzwischen wird sie wieder zunehmend akzeptiert und prompt treten gehäuft Kontaktekzeme auf. Gärtner und Floristen leiden nicht selten unter berufsbedingten Kontaktekzemen, die von allen möglichen Pflanzen hervorgerufen werden. Im Falle der Becherprimel (*Primula obconica*) ist dies jedoch selten der Fall, denn die Fachleute gehen mit entsprechender Vorsicht ans Werk. Viel häufiger sieht man eine Primelallergie bei Hausfrauen und Freizeitgärtnern. Der allergieerzeugende Stoff in der Primel heißt „**Primin**". Häufig wird behauptet, die heutigen Primeln seien priminfrei, eine Auffassung, die jedoch in Fachkreisen bezweifelt wird [3, S. 29].

Manche Pflanzen enthalten Giftstoffe, die unmittelbar die Haut reizen können. Viele Gärtner und Floristen wissen ein Lied davon zu singen, wenn sie leichtfertig ohne Handschuhe mit Tulpen, Osterglocken und Hyazinthen hantieren. Aufgerissene, entzündete „**Tulpenfinger**" können die Folge sein. Auch der Ausdruck „Tulpenkrätze" ist gebräuchlich, obwohl die echte Krätze durch Milben hervorgerufen wird, die sich in die Haut einbohren und dort ihre Eier ablegen.

Gerade Kinder sollte man warnen, wenn sie einen Tulpenstrauß pflücken möchten. Längerer Kontakt mit dem Saft der Pflanzen kann diese Hautirritationen hervorrufen. An den Händen bilden sich juckende, brennende Ekzeme. Die Haut wird rissig, besonders an den Fingerspitzen. Die Nägel werden brüchig. Ursache der Erkrankung sind Substanzen, die als Tuliposide bezeichnet werden. Die höchste Konzentration dieser Stoffe befindet sich in den Außenschichten der Zwiebeln. Berüchtigt

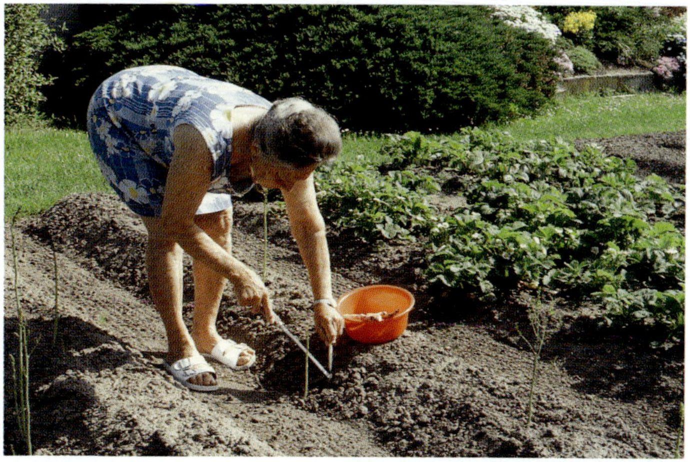

Bei der Ernte und vor allem beim Schälen von Spargel kann es zu Hautreizungen kommen.

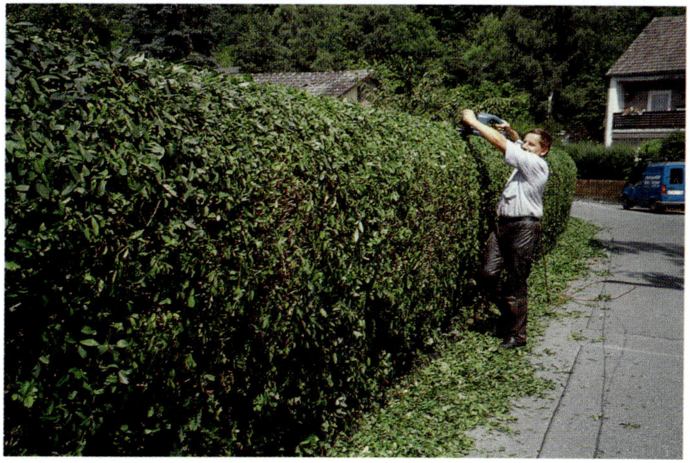

Schneiden Sie bitte die Ligusterhecke nicht ohne Handschuhe und nicht ohne ein langärmeliges Oberteil. Gleiches gilt für Geißblatt, Schneebeere und den sehr giftigen Lebensbaum.

sind vor allem das Tuliposid A und das Tulipalin A. Für die Pflanzen sind diese Stoffe antibiotisch wirksam.

Manche Menschen mit zarter Haut bekommen sogar brennende, juckende Flecken, wenn sie mit **Küchenzwiebeln**, **Knoblauch** oder **Bärlauch** hantieren. Die brennenden Augen von dem in den Zwiebeln enthaltenen Stoff Propanthialdehyd sind wohl allgemein bekannt.

Nach Mitchell & Rook (Botanical Dermatology, 1979) sind mehr als 10000 Pflanzenarten in 248 Pflanzenfamilien die Ursache einer irritativen oder allergischen Hautentzündung nach dem Kontakt mit der jeweiligen

Pflanze. Bei einer Untersuchung an insgesamt 625 Marktbeschickern auf dem Hamburger Blumengroßmarkt wurde festgestellt, dass 30 % der untersuchten Personen irritative oder allergische Hautveränderungen mit verschiedener Ursache aufwiesen.
Auch der Spargel enthält hautreizende Stoffe. Vor der Mechanisierung des Spargelschälens in den Konservenfabriken waren Arbeiter und Arbeiterinnen oft durch stark entzündete „**Spargelfinger**" geplagt.
Bei manchen Pflanzen ahnt man gar nicht, dass sie so „bösartig" sein können.
Schneiden Sie bitte die **Liguster**hecke nicht ohne Handschuhe und nicht ohne ein langärmeliges Oberteil. Gleiches gilt für Geißblatt, Schneebere und den sehr giftigen Lebensbaum.

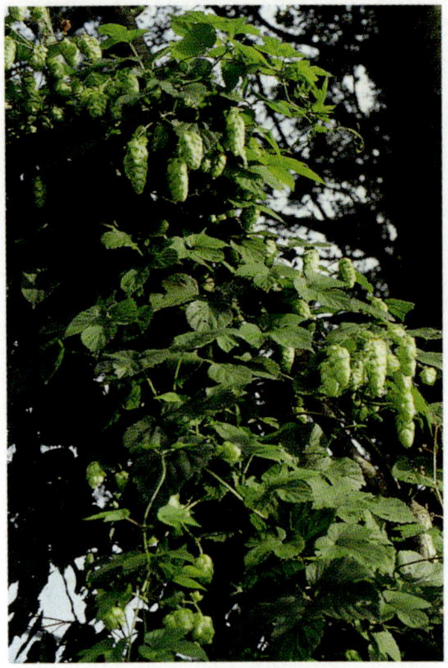
Weibliche Hopfenpflanze.

Altbekannt ist auch die **Hopfenpflückerdermatitis**. Eigentlich müsste man von Hopfenpflückerinnen sprechen, denn das Hopfenzupfen war eine typische Frauenbeschäftigung. Besonders junge Mädchen, die oft sogar noch schulpflichtig waren, verrichteten diese Arbeit. Der Hopfen besitzt feine Härchen, die bei Berührung abbrechen und einen hautreizenden Stoff ausschütten. Außerdem geraten Pflanzenhormone in die Haut, die in ihrer Wirkung weiblichen Geschlechtshormonen (Östrogenen) entsprechen. Seit langem ist es in Hopfenbauerkreisen bekannt, dass junge Mädchen, die zur Hopfenernte eingesetzt wurden, auffallend früh ihre Menstruation bekamen. An diesem Beispiel sieht man, dass durch die Haut mehr Stoffe aufgenommen werden können, als man üblicherweise annimmt.

Schmerzhafte und geschwürige Hautentzündung mit tiefgreifender Gewebezerstörung treten bei längerer Einwirkung von Harz verschiedener **Kiefernarten** (*Pinus sp.*) auf.
Bisweilen bekommen Personen, die in Gärten oder in der Natur arbeiten, an unbekleideten Hautpartien, vor allem im Gesicht und im Bereich des Halsausschnitts erhebliche Hautentzündungen, ohne dass sie unmittelbar mit Pflanzen in Berührung gekommen sind. Man nennt dieses Symptom **„aerogene Kontaktdermatitis"**, denn es wird durch den Kontakt mit staubfeinen, frei in der Luft fliegenden welken, vertrockneten Pflanzenteilen sensibilisierender Arten hervorgerufen.

Hautreaktionen durch Pflanzen und Licht

Wiesengräserdermatitis

Das Kind hat draußen gespielt und weil das Wetter so schön war, hatte es vielleicht nur ein Höschen an. Nun kommt es und jammert, weil es über und über mit brennenden, juckenden stark geröteten Streifen und Flecken übersät ist. Oder Sie haben die Gemüse- und Kräuterbeete gejätet und weil der Tag sonnig war, hatten Sie ein ärmelloses T-Shirt an. Ihre Arme sind nun fleckig und streifig gerötet und Sie leiden unter brennendem Juckreiz. Meistens bilden sich auch Bläschen.
Diese Entzündungen der Haut nennt man „Wiesengräserdermatitis" (Dermatitis pratensis). Zwei Komponenten müssen zusammenkommen, um diese spezielle Art von Entzündung zu erzeugen: Einmal der unmittelbare Hautkontakt mit bestimmten Pflanzen und dazu noch die anschließende Einwirkung von Sonnenlicht. Vor allem der langwelligere Bereich des ultravioletten Lichts (UV-A) sowie der sichtbare Anteil des Sonnenlichtspektrums sind dafür verantwortlich. Es handelt sich bei dieser Art einer überschießenden Hautreaktion nicht um eine allergische Reaktion im klassischen Sinne unter Beteiligung des Immunsystems und der Bildung von Antikörpern (S. 16).
Die klinischen Symptome steigern sich im Laufe von 48 Stunden nach der Bestrahlung und klingen auch ohne Behandlung nach etwa zwei Wochen ab. Noch eine weitere Unannehmlichkeit: Nach Abklingen der Entzündung bleibt häufig an den betroffenen Stellen eine ausgeprägte, bräunliche Pigmentierung zurück, so dass diese Hautpartien dann oft jahrelang fleckig sind.
Lichtempfindlichkeit erzeugen jene Pflanzen, die Furocumarine vor allem in Form von Psoralenen enthalten. Cumarin ist jene Substanz, die den typischen Duft des Waldmeisters erzeugt. Es gibt auch einige Gräser, die Cumarinverbindungen enthalten, daher der Name Wiesengräserdermatitis. Diese Gräser, vor allem das Ruchgras (*Anthoxanthum odoratum*), erzeugen den angenehmen Duft des trocknenden Heus.

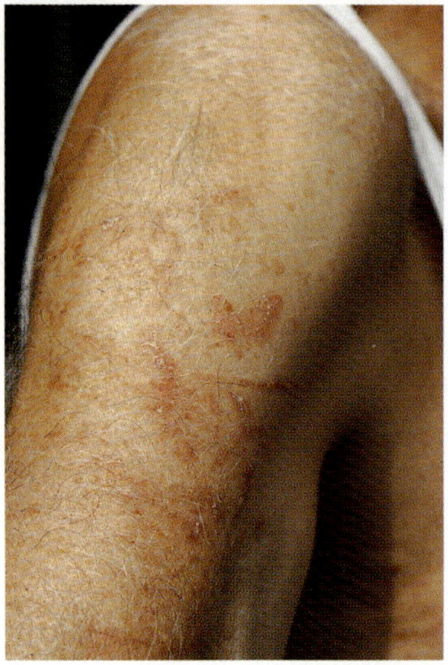
Fotosensibilisierter Arm.

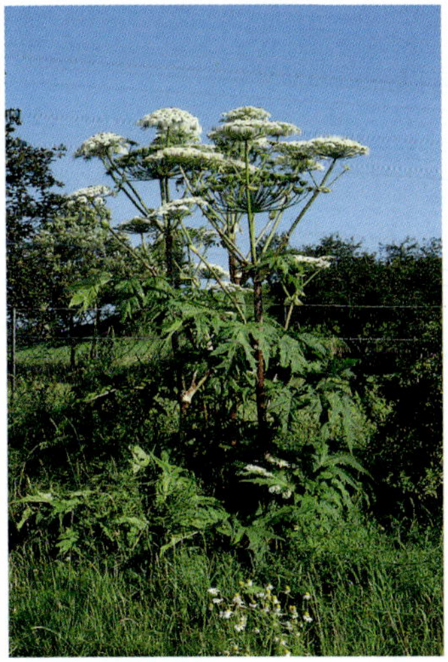

Riesen-Bärenklau.

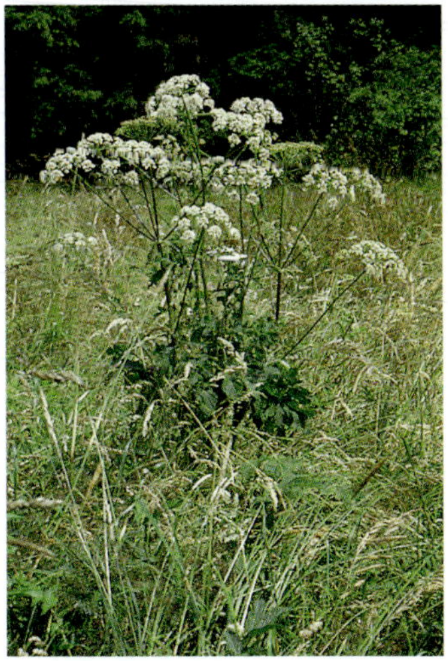

Wiesen-Bärenklau.

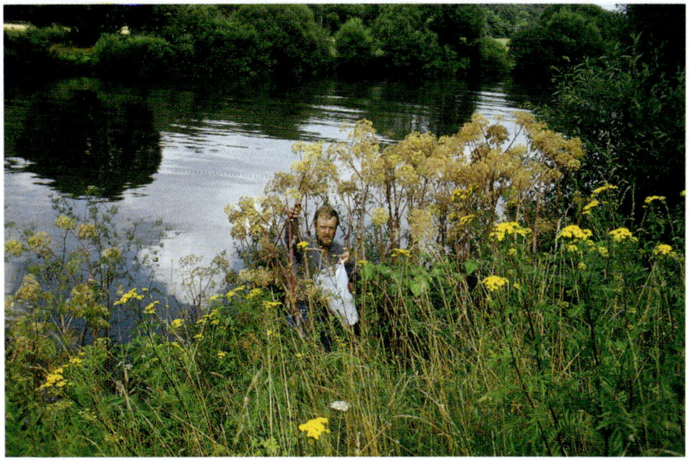

Samenernte der Engelwurz.

Lichtempfindlichkeit durch wildwachsende Pflanzen

Die Herkulesstaude (*Heracleum mantegazzianum*), auch Riesen-Bärenklau genannt, ist durch ihre fotosensibilisierende Wirkung am bekanntesten und am berüchtigtsten. Sie gilt deswegen allgemein als „giftig“. Die zweijährige Riesenpflanze stammt aus dem Kaukasus. Inzwischen ist sie äußerst unbeliebt, weil sie sich an vielen Stellen in der Landschaft aussät und einheimische Pflanzen verdrängt.
Der Wiesen-Bärenklau (*H. sphondylium*) ist ein einheimischer bis etwa 1½ Meter hoch werdender Doldenblütler, der mit der Herkulesstaude nahe verwandt ist. Die Pflanze wächst an Gräben und auf kräftig mit Gülle gedüngten Wiesen. Vorsicht ist geboten, wenn Kinder auf der Wiese spielen und sich eventuell auf den Boden legen. Jung austreibende Bärenklaublätter erzeugen dann mit Ruchgras und anderen fotosensibilisierenden Wiesenpflanzen recht unangenehme Hautreizungen.
Die Engelwurz (*Angelica archangelica*) ist eine hervorragende Heilpflanze, die bei Magenerkrankungen und Bronchitis sehr hilfreich ist. Sie wirkt ebenfalls fotosensibilisierend. Fototoxisch wirkende Stoffe sind im Pflanzenreich weit verbreitet. Außer vielen Doldenblütlern besitzen manche Schmetterlingsblütler, Nachtschattengewächse, Knöterichgewächse und Korbblütler solche Inhaltsstoffe. Als Beispiel aus der Familie der Knöterichgewächse sei der Buchweizen (*Fagopyrum esculentum*) genannt.
Eine weitere einheimische Pflanze erzeugt beim Kontakt mit dem Pflanzensaft eine starke Lichtempfindlichkeit, nämlich das Johanniskraut (*Hypericum perforatum*). Das Trinken von Johanniskrauttee oder das Einnehmen von Johanniskrautpräparaten genügt aber in der Regel nicht für eine Fotosensibilisierung. Die therapeutische Wirkung von Johanniskraut wird sogar durch die Lichteinwirkung erhöht. Gefährlicher ist aber das Sammeln an einem sonnigen Tag mit unbedeckten Armen. Auch Tiere werden durch den Kontakt mit Johanniskraut sensibilisiert, wenn beispielsweise Rinder auf der Weide bei Sonnenschein das Johanniskraut verzehren. Die Weidetiere bekommen dann häufig Entzündungen an den Lippen und eventuell am Euter. Genau wie bei Menschen sind hellhäutige Individuen besonders gefährdet.

Fotosensibilisierende Pflanzen im Gemüse- und Kräuterbeet

Hier sind es vor allem die Blätter von Sellerie, Petersilie und Liebstöckel, die unangenehme Auswirkungen haben können. Dennoch sind Fotosensibilisierungen mit diesen Pflanzen eher selten, aber bisweilen sehr intensiv. Dies ist vor allem dann der Fall, wenn zum Beispiel die Sellerieknollen durch den Pilz *Sclerotia sclerotiorum* infiziert sind. In diesem Fall steigt die Psoralenkonzentration um mehr als das 200-fache an. Besonders unangenehme Folgen stellen sich ein, wenn man sich nach dem Verzehr von infizierten Sellerieknollen auf die Sonnenbank legt. Nach neueren Untersuchungen liegen bei infizierten Gelben Rüben ähnliche Verhältnisse vor.
Ein vergleichbares Beispiel für die Zunahme der Giftkonzentration ist von der Lupine bekannt: Wird sie von schmarotzenden Insekten attackiert, steigt ihr Giftgehalt, nämlich ein Alkaloid, auf das 10-fache an (S. 65).
Was ist zu tun nach dem Kontakt mit hautreizenden oder fotosensibilisierenden Pflanzen? In der Regel genügt das Abwaschen mit viel kaltem Wasser, eventuell auch mit unparfümierter Neutralseife. Wenn Entzündungen auftreten, ist ärztlicher Rat dringend zu empfehlen.

Allergien

Was ist eine Allergie?

Definition: Allergien sind eine unangemessene und gesteigerte Reaktion des Immunsystems auf normalerweise harmlose Substanzen.
Der Begriff „Allergie“ wurde zum ersten Mal am 24. Juli 1906 in der „Münchener Medizinischen Wochenschrift“ gebraucht. Der Kinderarzt Clemens von Pirquet prägte ihn für eine veränderte Reaktionsfähigkeit des Organismus. Die heutige Definition von „Allergie“ ist eine „spezifische Änderung der Immunitätslage im Sinne einer krank machenden Überempfindlichkeit“. Dass bei Allergien das Blut ursächlich beteiligt ist, weiß man spätestens seit 1919. Schulbeispiel war ein Nichtallergiker, der im Hospital das Blut eines Pferdeallergikers transfundiert bekam. Als er dann mit einer Pferdekutsche ausfuhr, bekam er zum ersten Mal einen Asthmaanfall.
Unser Immunsystem hat die Aufgabe zwischen „Selbst“ und „Nichtselbst“ zu unterscheiden. Wir sind sehr froh darüber, dass es einen heftigen Kampf anzettelt, wenn bösartige Infektionskeime in unseren Körper eingedrungen sind. Wir nehmen in Kauf, dass es mit Fieber und sonstigen Krankheitssymptomen reagiert, Hauptsache, die schädlichen Keime werden abgewehrt.
Die als fremd erkannten Moleküle, die sich zum Beispiel auf der Oberfläche von Infektionskeimen befinden, werden Antigene genannt. Unser Immunsystem erzeugt gegen solche Antigene so genannte Antikörper, mit deren Hilfe beim späteren erneuten Auftauchen dieser ganz bestimmten Antigene der Kampf gegen „das Fremde“ ausgelöst wird.
Unerwünscht ist es dagegen, wenn das Immunsystem Antikörper gegen Erdbeeren, Birkenpollen und andere harmlose Fremdstoffe bildet. Ist dies der Fall, dann reagiert der Mensch „allergisch“. Allergien können sich an nahezu allen Organen manifestieren. Es handelt sich bei der allergischen Reaktion nicht um einfache Reizungen, wie sie bereits beschrieben wurden. Am häufigsten sind Haut und Schleimhäute betroffen, also Grenzflächen, an denen sich die Auseinandersetzung mit der als fremd empfundenen Umwelt unmittelbar abspielt.
Für unser Thema sind besonders die Allergien vom Soforttyp wichtig, die inzwischen bei 10 bis 15% der Bevölkerung nach Kontakt mit dem Allergen (= Allergie erzeugender Stoff) auftreten. Allergische Erkrankungen, wie Heuschnupfen, Augenbindehautentzündung, Asthma, allergische Magen-Darm-Entzündung, akutes Nesselfieber und Neurodermitis zählen heute zu den großen Volkskrankheiten. Zu diesen Entzündungen kommt es, weil der Körper den Stoff Histamin bildet, der die Durchblutung des betroffenen Gewebes stark anregt. Diese Erkrankungen werden auch Atopien genannt. Atopie bedeutet „Seltsamkeit“ oder „Ungewöhnlichkeit“ und fasst die Überempfindlichkeitsreaktionen vom Soforttyp zusammen. Sie beginnen häufig in der Kindheit und dauern über Jahrzehnte an, wobei in der Regel eine Verschlimmerung eintritt. Etwa 40% der Heuschnupfenpatienten entwickeln ein allergisches Asthma.

Die Symptome der Allergien sind nicht neu: Im Mittelalter hieß diese Erscheinung „Rosenfieber“, weil sie gehäuft im Sommer zur Zeit der Rosenblüte auftritt. Aber Rosen sind kaum einmal Ursache von Allergien. Jedoch man kannte ja seinerzeit die Ursache der Erkrankung nicht.
Neben dem Soforttyp gibt es Allergien vom verzögerten Typ. Zwischen dem Erstkontakt mit dem Allergen und dem Auftreten der ersten klinisch sichtbaren Reaktion vergehen unterschiedlich lange Zeiträume, die der Organismus für die Umstimmung benötigt. Dies kann Tage, Wochen oder sogar Jahre dauern. Im Gegensatz zum Soforttyp werden hierbei keine Antikörper gebildet.
Pflanzen, mit schwacher allergener Potenz bei gleichzeitig seltener oder sehr seltener Sensibilisierungshäufigkeit, werden nicht eigens aufgeführt. Betroffenen Allergikern sei jedoch hiermit Mut und Ausdauer zugesprochen, die detektivische Suche nach dem Allergen standhaft zu Ende zu bringen.

Kreuzallergien und Pseudoallergien

Wenn ein Mensch auf einen bestimmten Auslöser allergisch geworden ist, kann es geschehen, dass er auch auf andere Dinge allergisch reagiert, obwohl sein Immunsystem gegen diese Objekte nicht sensibilisiert wurde. Bekanntestes Beispiel dafür ist, dass viele Birkenpollen-Allergiker keine Äpfel vertragen. Dies nennt man „Kreuzallergie“. Manche Gräserpollen-Allergiker vertragen keine Erdnüsse, Hülsenfrüchte, Getreideerzeugnisse, Sojaprodukte und Kartoffeln.
Zusammenfassend sei noch einmal betont: Nicht alles, was wie eine Allergie aussieht, ist eine Allergie. Man muss Allergien trennen von Nahrungsmittel-Unverträglichkeiten, die oft Reaktionen auf bestimmte Zusatzstoffe oder Nahrungsmittelinhaltsstoffe darstellen. Man spricht in solchen Fällen von „Pseudoallergien“.

Behandlung von Allergien

Unbehandelte Allergien verschlimmern sich und weiten sich aus.

- **Meiden des Allergens** gilt, soweit möglich, als sicherstes Mittel der Vorbeugung. Wird das Allergen über einige Jahre gemieden, besteht eine reelle Chance, dass unser Immunsystem die allergische Reaktion „verlernt“.
- **Hyposensibilisierung** ist die einzige ursächliche Behandlung. Kleine Mengen des Allergens werden dem Patienten in ansteigender Dosis injiziert, so dass sich das Immunsystem an das Allergen gewöhnt. Durch diese natürliche Behandlung kann bei einer großen Zahl von Patienten weitgehende Beschwerdefreiheit erzielt werden oder zumindest eine Verschlimmerung verhindert werden.
- Schulmedizinisch werden **Antihistaminika** verordnet. Sie machen nicht mehr so müde wie die Präparate früherer Zeiten.
- **Kortison** ist ein körpereigenes Hormon und gerade deshalb sind seine Wirkungen (und Nebenwirkungen) so sicher. Eine langfristige Behandlung bei Entzündungen lässt sich oft nicht vermeiden. Beim Kortison wird heute sehr viel genauer dosiert, so dass die gefürchteten Nebenwirkungen längst nicht mehr so gravierend sind.

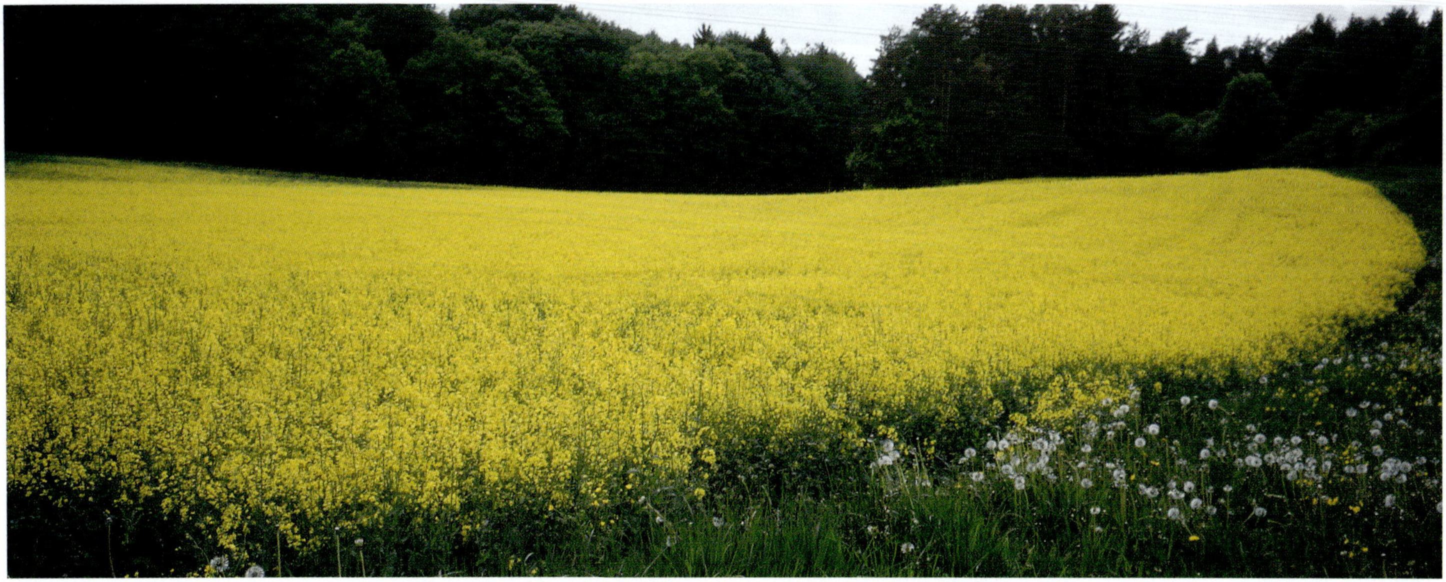

Blühendes Rapsfeld.

- Eine Reihe von naturheilkundlichen (ganzheitlichen) **Therapieansätzen**, etwa Eigenblutinjektionen, Darmsanierung oder Homöopathie zeigen bisweilen gute Erfolge [nach Lit. 3 und 4].
- Kennt man das verursachende Allergen nicht und weiß nichts über seine Verbreitung, dann sind **überraschende Reaktionen** unvermeidlich. Ist das Allergen nicht bekannt oder so weit verbreitet, dass es nicht gemieden werden kann, muss vor allem die Haut vor dem Eindringen geschützt werden. Beim Umgang mit Pflanzen sollten in solchen Fällen Handschuhe aus Leder, Plastik oder Gummi getragen werden. Günstig ist das Unterziehen von Baumwollhandschuhen, um Schweiß abzufangen. Damit wird verhindert, dass zum Beispiel Gummi-Inhaltsstoffe ihrerseits zur Allergenquelle werden.
- Anlegen von geeigneter Kleidung, wobei Arme, Beine und Halsbereich vor Berührung mit den Pflanzen und aerogenen Kontaktstoffen geschützt sind (S. 14).

Problematisch ist für Allergiker das verlockende Angebot an Produkten des täglichen Lebens und der Naturheilkunde, die Pflanzenextrakte enthalten. Dieser Boom richtet sich als Gegenbewegung zur womöglich ausufernden Verwendung von „Chemie". „Kräuter" sind heutzutage fast allgegenwärtig in Seifen, Shampoos, Badezusätzen, Massageöl, Gesichts- und Körperpflegecremes und –lotions, Zahnpasta, Wund- und Heilsalben, Kaugummi sowie vielem anderen mehr. Kräuterteemischungen und Kräuterliköre können ebenso Allergien auslösen wie Medikamente auf Pflanzenbasis.

Noch einmal:
Kreuzallergien müssen beachtet werden!
Korrekte Feststellung und Behandlung von Allergieerkrankungen gehören in ärztliche Hand!

Pollenallergien

Es ist eine uralte Einrichtung der Blütenpflanzen, die Pollenkörner dem Wind anzuvertrauen, damit er die männlichen Keimzellen auf eine weibliche Narbe trägt. Dann kann die Befruchtung stattfinden. In solchen Fällen muss der Blütenstaub leicht und locker sein, damit der Wind ihn mitnehmen kann. Bei der zweiten Möglichkeit der Bestäubung wird der Blütenstaub einem Insekt mitgegeben, das ihn dann auf eine andere Blüte derselben Art überträgt. Besonders die blütensteten Bienen sind für die Pflanzen sehr wichtig, denn der Pollen muss ja auf die Blüte derselben Art kommen. Viele Blüten sind so konstruiert, dass es die Insekten möglichst bequem haben. Der Blütenstaub, der durch Insekten übertragen wird, ist klebrig. Das bewirkt, dass ihn der Wind nicht irgendwohin wehen kann.

Im Vergleich zu den Insekten ist der Wind höchst unzuverlässig und es ist wahrlich eine Glückssache, ob der Blütenstaub an der richtigen Stelle ankommt. Aus diesem Grund müssen die windblütigen Pflanzen Unmassen von Blütenstaub hervorbringen. Alle paar Jahre blühen Fichten, Kiefern und Tannen höchst üppig.

Glücklicherweise erzeugen die Koniferen nur selten Allergien, aber auch hier gibt es Ausnahmen. Der Pollen von Wacholder kann bisweilen Allergien auslösen.

Sehr häufig treten jedoch Allergien gegen den Blütenstaub der Haselnuss auf. Pro Kätzchen werden hier 2,5 Millionen Pollenkörner produziert. In der Blühzeit der Bäume und der Gräser werden pro Person täglich ca. 4000 bis 8000 Pollen eingeatmet. Bei einem Allergiker genügen aber 40 bis 50 Pollen, um die Symptome auszulösen.

Bei windblütigen Pflanzen finden sich nur selten auffallende, bunte Blü-

ten, weil das keinen Vorteil für die Bestäubung bringt. Aber es gibt auch einige insektenblütige Pflanzen, deren Pollen Allergien erzeugen können. Dazu gehören Löwenzahn, Raps, Holunder, Pfeifenstrauch (Sommerjasmin), Robinie und Liguster (siehe Tabelle 4, S. 92). Nicht die Pollen an sich sind schuld an den Allergien, sondern die austretenden biochemischen Stoffe wie Enzyme, Zellproteine und Erkennungsstoffe, die eine artfremde Bestäubung verhindern. Koniferenpollen erzeugen in der Regel deshalb keine Allergien, weil ihre Oberfläche mit einer Wachschicht überzogen ist, die das Austreten der allergisierenden Stoffe verhindert.
Bei Pollenallergien (= Heuschnupfen, von Medizinern „Pollinose" genannt) handelt es sich meistens um Allergien vom Soforttyp, das heißt, 10 bis 15 Minuten nach dem Einatmen des Blütenstaubs beginnt das „große Niesen". Aber nicht jedes Niesen nach dem Einatmen von Pollen ist eine allergische Reaktion. Manchmal fühlt sich die Nasenschleimhaut von den kleinen Stäubchen einfach nur gekitzelt und erzeugt ein befreiendes Niesen.
Typisch für die Pollenallergie ist das alljährlich saisonale Auftreten der Symptome, entsprechend der Blütezeit der auslösenden Pflanzen. Typisch ist außerdem eine ausgeprägte Wetterabhängigkeit: Eine akute Verschlechterung der Symptome ist bei windigem, trockenem Wetter zu verzeichnen, während in einer Regenperiode die Symptome verschwinden.

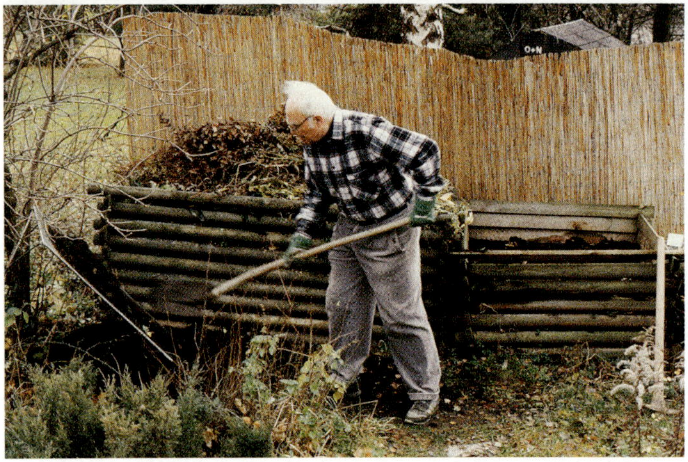

Bei der Verarbeitung von Kompost werden Pilzsporen aufgewirbelt, die für Allergiker problematisch sein können.

Außer den Pollen erzeugen aber auch die Sporen bestimmter Schimmelpilze Heuschnupfen und im Extremfall Asthma. Diese Sporen der Gattungen *Alternaria* und *Cladospermum* sind vor allem im Spätsommer in großen Mengen in der Luft enthalten.
In der Schweiz waren im Jahre 1926 nur 0,82% der Bevölkerung von Heuschnupfen befallen, in Jahre 1991 waren es dagegen 11,3 %. Eine Fragebogenaktion mit Hauttest an deutschen Gymnasien ergab eine Pollinosenhäufigkeit von rund 16%.
Anmerkung: Heuschnupfen wurde früher in sehr vielen Fällen nicht als Allergie erkannt, sondern als „Erkältung" eingestuft.

Pollinose-Perioden

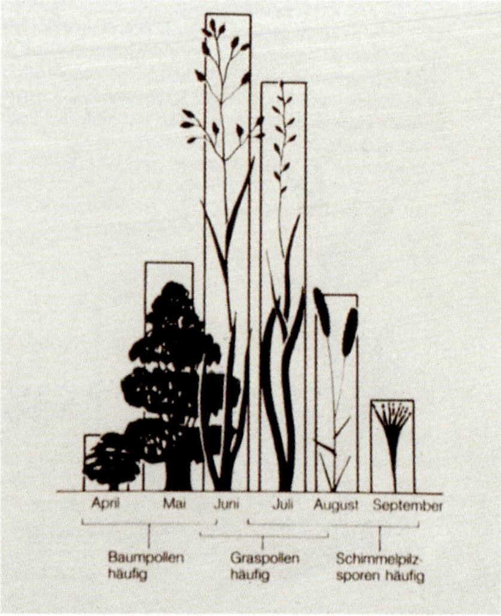

Häufigkeit von Allergien im Jahresverlauf.

Die Frühjahrs-Heuschnupfenperiode dauert von Ende Januar bis Ende März. Die allergisierenden Leitpollen dieser Zeit sind Haselnuss, Birke, Erle und Esche.
Die Frühsommer-Pollinose dauert von Mitte Mai bis Ende Juli und ist vor allem durch Gräser- und Getreidepollen geprägt, besonders durch Lolch, Knäuelgras, Lieschgras und Wiesen-Rispengras. Auch viele andere Grasarten lösen Allergien aus. Meistens reagiert ein Allergiker auf die Pollen mehrerer Grasarten. Bei Gräsern besteht eine weitgehende Kreuzsensibilisierung untereinander, so dass die Bestimmung einzelner allergisierender Grasarten meist sinnlos ist. Bei Getreide ist vor allem der Pollen von Roggen problematisch. Auch Brennnesselpollen dürfen als Allergieerzeuger nicht außer Acht gelassen werden.
Die Spätsommer-Pollinose dauert von Ende Juli bis Ende August und ist geprägt vom Pollen des Beifuß. Beifußpollen kann zahlreiche Kreuzreaktionen hervorrufen (S. 16).

Mikroskopische Aufnahmen von Birkenpollen.

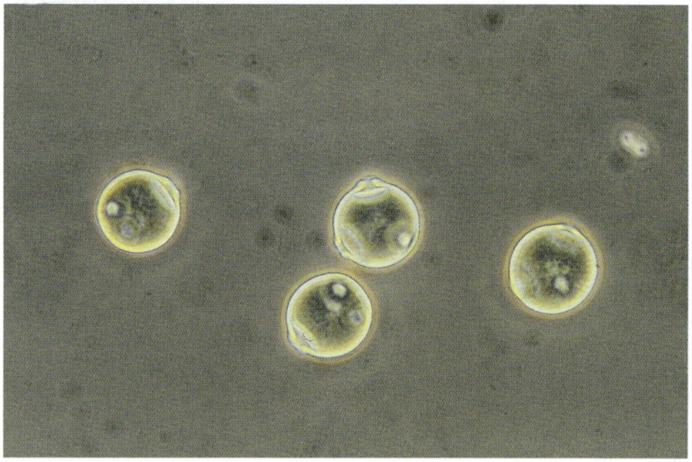

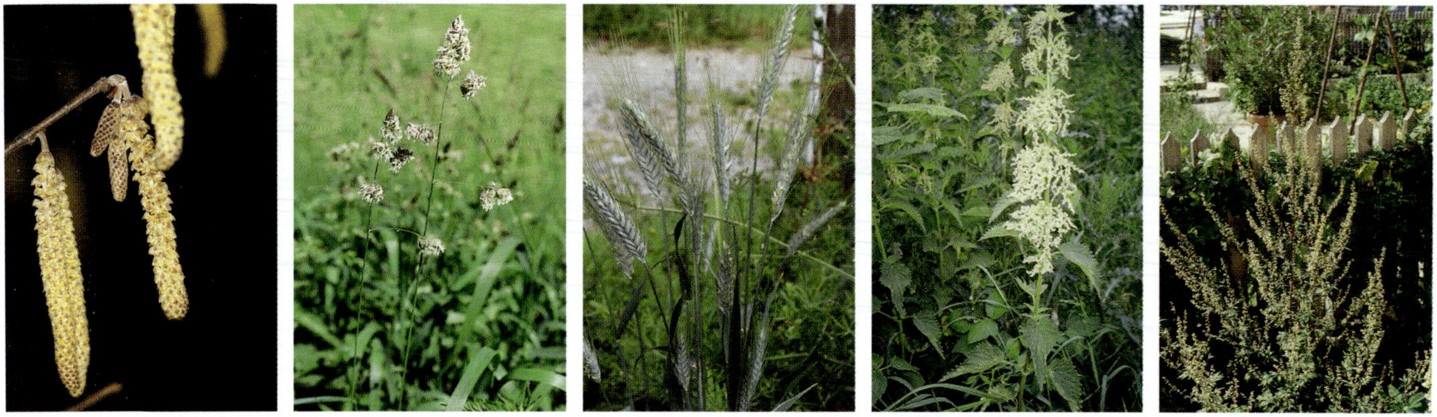

Blühende Hasel, Knäuelgras, Roggen, Brennnessel und Beifuß sind häufig die Ursache für Kreuzallergien.

Nahrungsmittelallergien

Kaum ein Thema wird in der Medizin so kontrovers diskutiert wie die Nahrungsmittelallergien. Sie bilden keinen Schwerpunkt dieser Broschüre, dürfen aber auch nicht ausgespart werden. Fast alle erdenklichen Symptome an Körper und Psyche werden den Allergien und Unverträglichkeiten gegen Nahrungsmittel oder Zusatzstoffe zugeschrieben. Wie weit das berechtigt ist, muss noch exakt erforscht werden.

- Außer Zweifel steht, dass vor allem Eier, Milch, Fisch und Nüsse bei disponierten Personen schwerste Formen von Allergien hervorrufen können. Aber bei Allergien und Unverträglichkeitsreaktionen ist offenbar fast alles möglich. A propos Nüsse: In manchen Jahren sind Walnüsse aus einheimischer Ernte von bestimmten Pilzen befallen, die ebenfalls stark allergisierend wirken und außerdem Giftstoffe enthalten.
- Manche Nahrungsmittel enthalten Histamin. Dies ist der Stoff, der auch bei echten allergischen Reaktionen im betroffenen Körpergewebe entsteht (S. 16). Deshalb lösen die histaminhaltigen Lebensmittel Symptome aus, die von echten Allergien nicht zu unterscheiden sind: Brennen im Mund und in der Speiseröhre, Nesselfieber, Kopfschmerzen usw. Histamin kommt natürlicherweise in manchen Käsesorten, Sauerkraut, Würsten (Salami) und konserviertem Fisch vor.
- Im Hinblick auf Allergien gegen Pflanzen und Pollen ist zu beachten, dass zum Beispiel ein Kaffeelöffel Honig zwischen 10 000 und 75 000 Pollen enthalten kann. Ernste Symptome treten üblicherweise selten auf, dürfen aber bei Allergikern nicht ganz außer acht gelassen werden. Andererseits gibt es immer wieder die Beobachtung, dass beim Genuss von Honig aus der heimatlichen Region, besonders wenn dies im Winter kontinuierlich für einige Wochen geschieht, eine ursächliche Besserung der Pollenallergie eintritt. Dies könnte man im Sinne einer Hyposensibilisierung deuten (S. 16).
- Auch das seit mehr als 2 000 Jahren in der Naturheilkunde hochgeschätzte Propolis kann Allergien auslösen. An die 200 Inhaltsstoffe sind aus Propolis bekannt. Die Bienen gewinnen die Grundsubstanz für diesen klebrigen Kitt aus den Knospen vor allem von Pappeln, aber auch Birken, Kastanien, Weiden und anderen Gehölzen.
- Relativ häufig treten bei Pollenallergikern positive Reaktionen gegenüber dem Mischgewürz Curry auf. Von den üblicherweise bis zu 12 Komponenten im Curry sind Koriander, Kümmel, Cayenne-Pfeffer und Senf die häufigsten Auslöser. Bei solchen Personen ist oft gleichzeitig eine Allergie gegen Beifuß und Sellerie zu beobachten.

Nahrungsmittelallergien darf man nicht verwechseln mit einer Nahrungsmittelintoleranz, das heißt einer Unverträglichkeitsreaktion, bei der aber das Immunsystem nicht in der für Allergien typischen Weise beteiligt ist.

Gewürze sind für Allergiker oft ein Problem, besonders Mischgewürze müssen meistens gemieden werden.

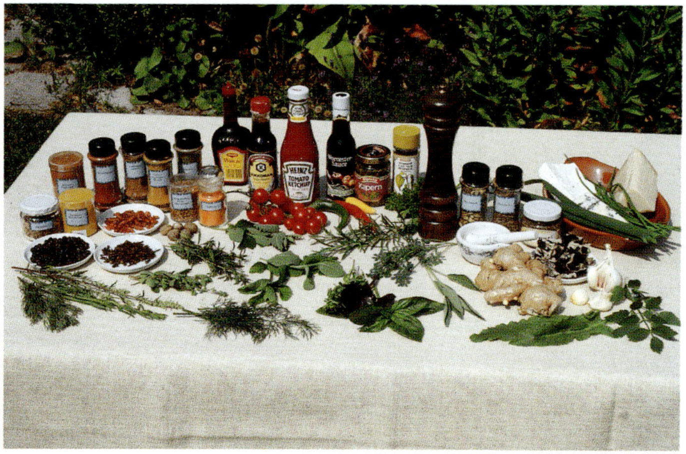

Welche Faktoren fördern eine Allergie?

Die Rolle der Vererbung

Untersuchungen an Familien und vor allem an Zwillingen zeigen, dass Allergien familiär gehäuft auftreten. Vererbt wird nicht ein bestimmter Typus von Allergie, sondern die Anlage. Bei eineiigen Zwillingspaaren weisen im Vergleich zu zweieiigen Zwillingspaaren überdurchschnittlich häufig beide Zwillinge eine Allergie auf. Oft sind jedoch ganz unterschiedliche Auslöser verantwortlich und unterschiedliche Organe betroffen.

Haustiere

In Großbritannien wurde festgestellt, dass in Familien, in denen Haustiere gehalten werden, bereits im Kleinkinderalter ca. 10 % der Kinder allergisiert waren [Literatur, 4 S. 41 ff.].
Das Gegenteil dieser Aussage zeigt sich in neueren Untersuchungen an der Ludwig-Maximilian-Universität München. Hier ergab sich, dass Kleinkinder mit frühem Haustierkontakt später weniger häufig an Allergien litten.

Die Situation in der Kindheit

Im Frühjahr Geborene bekommen im späteren Leben leichter eine Pollenallergie als Menschen, die im Herbst geboren werden. Kinder, die nicht gestillt werden, haben ein höheres Allergierisiko. Einzelkinder neigen mehr zu Allergien. Wenn die Eltern rauchen, ist das Risiko erhöht, ebenso, wenn die Wohnung an einer von Autos stark befahrenen Straße liegt. Teppichböden fördern Allergien.

Luftverschmutzung

Auf den ersten Blick ist es überraschend, dass bei der Stadtbevölkerung mehr Pollenallergien zu verzeichnen sind als bei der Landbevölkerung, obwohl auf dem Dorf und in der freien Natur mehr Pollen fliegen. Aber in der Stadt gibt es mehr kranke Bäume als auf dem Lande. Pflanzen, die krank werden, bilden ein Stress-Protein aus, das aggressiv auf schädliche Krankheitserreger wirkt. Das ist für die Pflanze vorteilhaft, wirkt sich aber schädlich auf manche Menschen aus: Etwa 60 % aller Birkenpollenallergien sind auf dieses Stress-Protein zurückzuführen.

Wie wirkt sich die Globalisierung aus?

Nicht von der Hand zu weisen ist die Überlegung, ob nicht die vielen neuen Gemüse- und Obstarten sowie die kaum überschaubare Vielfalt an Gewürzen (die nicht selten mit Pilzen infiziert sind) und die Betonung der Rohkost Allergien fördern. Wird das Immunsystem mancher Menschen damit womöglich überfordert?
Im Garten, bei Zimmerpflanzen und Schnittblumen wird die Vielfalt an immer neuen Pflanzenarten und Sorten von Jahr zu Jahr größer und damit kommen auch immer neue Allergene zu uns.

Vergiftungen bei Haustieren

Zwischen Tier und Mensch gibt es Unterschiede. Manches, was ein Tier verträgt, wirkt auf Menschen giftig, aber auch umgekehrt: Nicht alles, was der Mensch essen kann, ist für die Tiere bekömmlich.

Giftige Beeren

Wildlebende Vögel verzehren im Herbst mit Begeisterung Beeren aller Art, die für uns Menschen unbekömmlich, wenn nicht gar giftig sind. Unbekömmlich für Menschen sind beispielsweise rohe Holunderbeeren, besonders deren Kernchen, oder rohe Vogelbeeren. Wenn nur wenige dieser Beeren gegessen werden, treten in der Regel keine Störungen auf. Bei den Beeren der Eibe sitzt das Gift nicht im Beerenfleisch, sondern in den Samenkörnchen. Für Vögel sind die genannten Beeren und auch Ligusterbeeren sowie die Früchte der Traubenkirsche, des Kirschlorbeers und der Eberesche (= Vogelbeere) gut bekömmlich und können auch an Käfigvögel verfüttert werden.
Was Sie auf keinen Fall an Ihre Vögel verfüttern sollten, sind die Früchte wildwachsender Nachtschattengewächse, also Tollkirsche (*Atropa belladonna*) und Bittersüßer oder Schwarzer Nachtschatten (*Solanum dulcamara* und *S. nigrum*). Sehr giftig sind auch die Beeren des Seidelbasts (*Daphne mezereum*), des Maiglöckchens (*Convallaria majalis*) und des Aronstabs (*Arum maculatum*). Die weißen Beeren der Mistel (*Viscum album*) und die roten Beeren der Stechpalme (*Ilex aquifolium*) sind für Menschen giftig, für Vögel hingegen nicht.

Gehölze, die für Tiere und Menschen giftig sind

- Unter den Nadelbäumen ist die Eibe (*Taxus baccata*) besonders giftig. Sie war früher ein wildwachsender Waldbaum, der auch häufig an Straßenrändern wuchs. Offenbar schmecken ihre dunkelgrün benadelten Zweige den Pferden und Kühen gut, so dass es immer wieder bei Haustieren zu dramatischen Vergiftungen gekommen ist. Daraufhin wurde die Eibe fast überall dort entfernt, wo Tiere sie erreichen konnten, beispielsweise in Wäldern, in denen man das Vieh weiden ließ, und vor allem auch an den Straßen, auf denen bis zur Einführung der Eisenbahn so gut wie sämtliche Gütertransporte und der Personenverkehr mit Pferdefuhrwerken abgewickelt wurde. Nach dem konsequenten Abholzen der Eibe wurde diese Baumart so selten, dass man sie auf die Rote Liste gefährdeter Arten setzte. 1994 wurde die Eibe zum „Baum des Jahres" ernannt und man empfahl, sie wieder häufiger in den Gärten anzupflanzen. Prompt melden die Giftnotrufzentralen eine erhebliche Zunahme an Vergiftungen vor allem bei Pferden. Zum Beispiel in unserem eigenen Garten gehen immer wieder junge Eiben auf. Vögel verzehren die Beeren irgendwo in einem benachbarten Garten. Die Kernchen werden unverdaut ausgeschieden und können dann auskei-

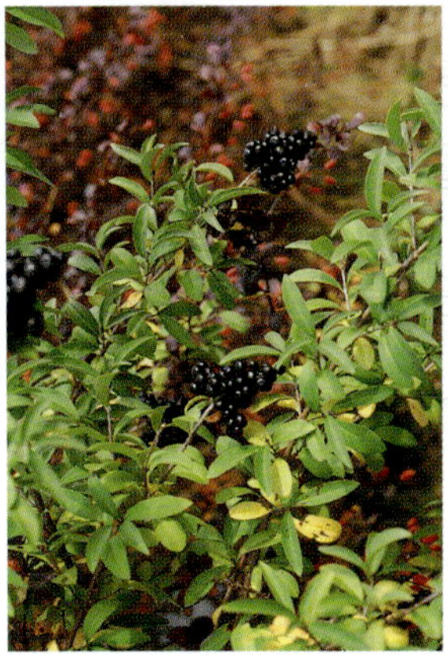
Liguster, im Hintergrund Berberitze.

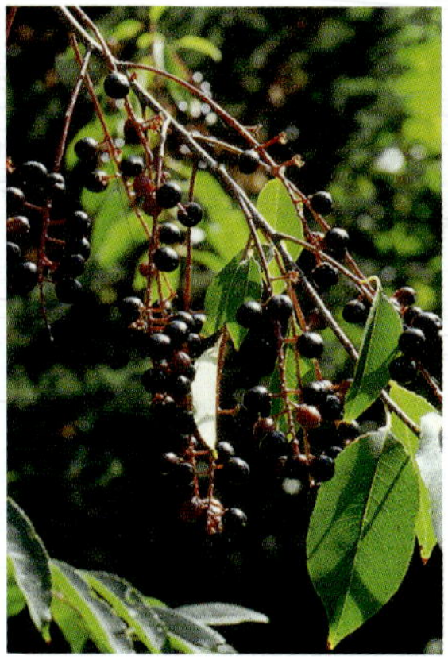
Traubenkirsche.

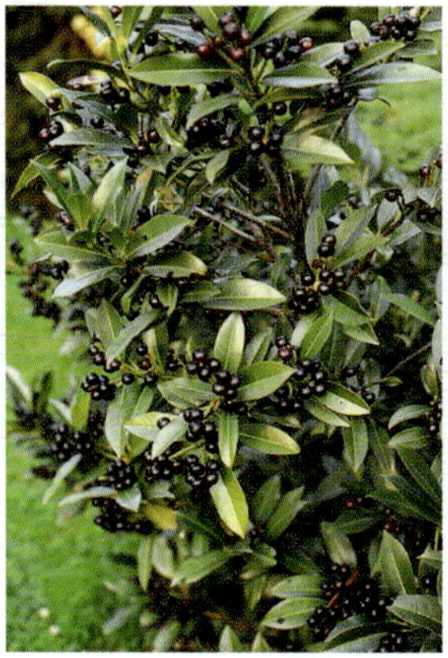
Kirschlorbeer.

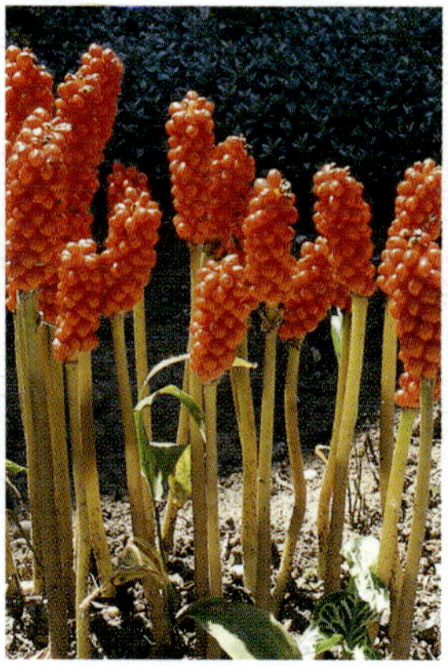
Aronstab.

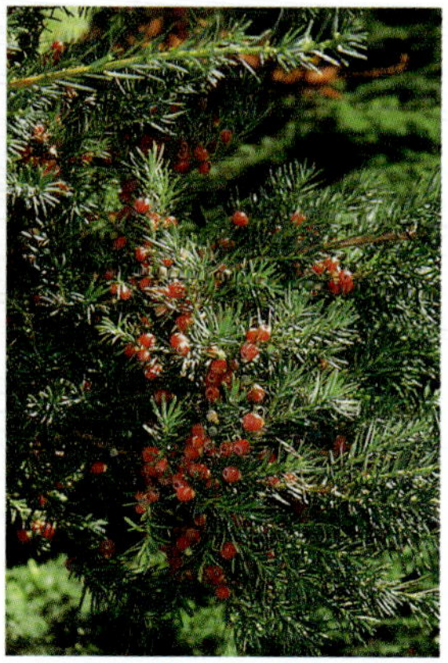
Eibe.

men. Wo Weidetiere unterwegs sind, muss man darauf achten, dass dort keine Eiben wachsen.

- Sehr giftig ist auch der Oleander (*Nerium oleander*), der aus dem Mittelmeerraum stammt und bei uns als Kübelpflanze gezogen wird. In Indien heißt der Oleander „Horsekiller“ (= Pferdemörder), was darauf hindeutet, dass Tiere die Blätter dieses Strauchs manchmal verzehren.
- Käfigvögeln sollte man immer einmal Zweige zum Knabbern anbieten, doch nicht alle Zweige sind zu empfehlen. Einige Gehölze haben eine giftige Rinde. Hier wären vor allem einige Schmetterlingsblütler zu nennen, zum Beispiel alle Arten des Goldregens (*Laburnum sp.*) und die Robinie (*Robinia pseudoacacia*), im Volksmund meistens Akazie genannt.

Grünzeug für Haustiere

Dieses Kapitel erhebt keinen Anspruch auf Vollständigkeit. Es werden einige fast „allgegenwärtige“ Pflanzen ausgewählt und einige, deren Giftigkeit man häufig unterschätzt.

- Ungekochte Kartoffeln, Kartoffelschalen, Kartoffellaub und Tomatenblätter darf man nicht an Tiere verfüttern. Gleiches gilt für ungekochte Bohnen, die den giftigen Eiweißstoff Phasin enthalten. Kleintiere, wie etwa Hamster, Meerschweinchen und Kaninchen, fressen gerne Kohlblätter. Diese können durch die starken Blähungen, die sie erzeugen, sogar tödlich sein. Man kennt dieses Problem auch vom Raps und Senf, die beide zur Familie der Kohlgewächse (= Kreuzblütler) gehören. Für Wildkaninchen und Hasen können diese feldmäßig angebauten Pflanzen gefährlich sein.
- Die Doldenblütler wurden schon erwähnt, weil in dieser Pflanzenfamilie recht giftige Gewächse vorkommen. Auch beim Weidevieh gibt es ab und zu Vergiftungen mit dem Hecken-Kälberkropf (*Chaerophyllum temolum*), der wegen seiner Wirkung auch Taumel-Kälberkropf heißt.

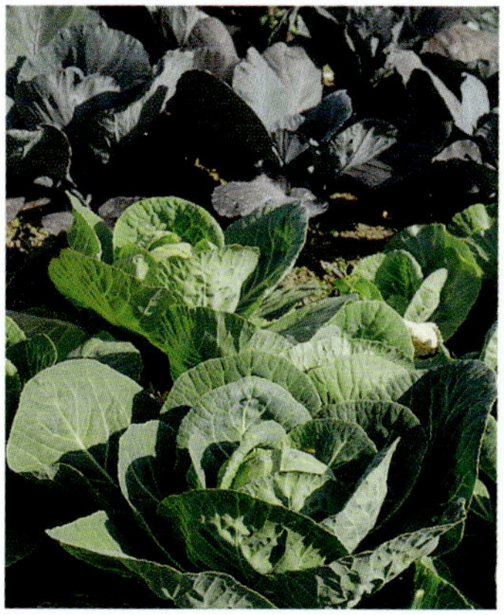
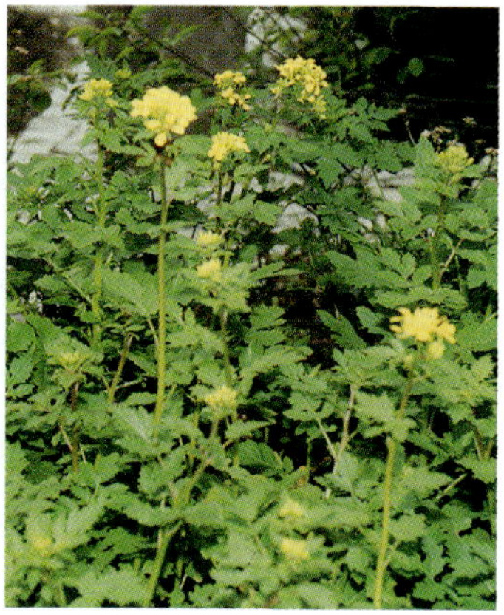
Kohlgewächse sind für Haustiere meistens unbekömmlich.

Der allgemein wohlbekannte, aber meist nicht sehr beliebte Giersch (*Aegopodium podagraria*) ist wahrscheinlich der einzige häufig vorkommende wildwachsende Doldenblütler, der ohne Einschränkung verfüttert werden darf.

- Dass der Eisenhut zu den giftigsten Pflanzen unserer Flora gehört, wurde schon erwähnt. Nun wird wohl kaum jemand Eisenhutlaub an seine Tiere verfüttern. Problematisch sind eher die rübenähnlichen Wurzelstöcke, die nach Arbeiten im Blumenbeet, etwa nach dem Jäten, eventuell offen im Beet liegen oder die von buddelnden Hunden ausgegraben werden könnten. Offenbar schmecken die Knollen nicht einmal so scheußlich, wie das tödlich wirkende Alkaloid Aconitin vermuten lässt. Im eigenen Bekanntenkreis sind mehrere Fälle mit Todesfolge bekannt, bei denen Hunde im Garten Eisenhutknollen verzehrt hatten.

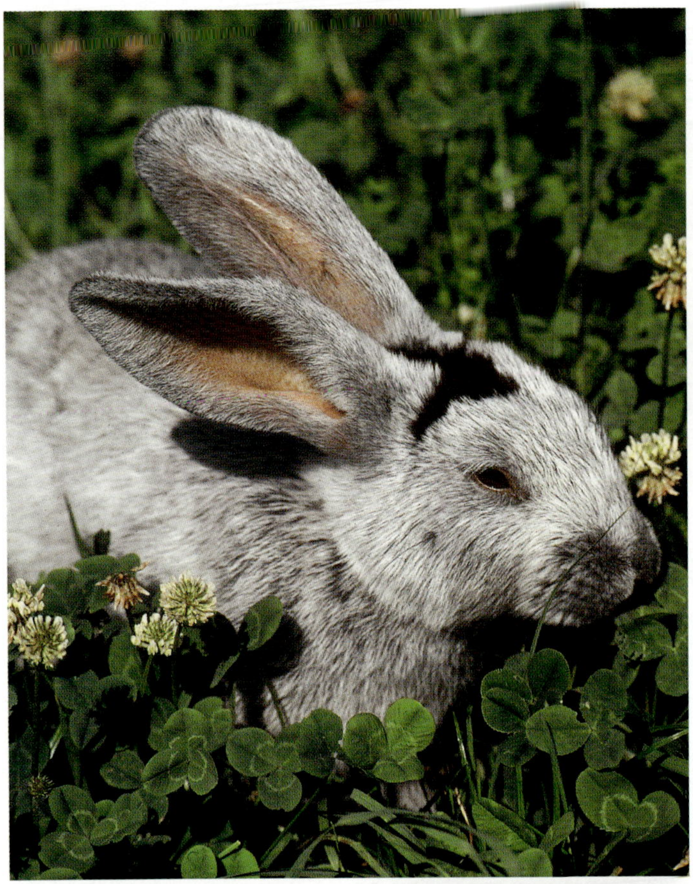

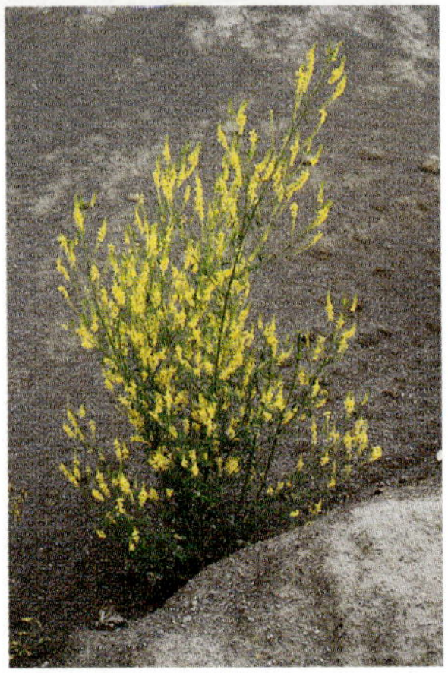

Echter Steinklee (rechts) ist für kleine Säugetiere giftig.

- Einige Kleearten sind als nahrhaftes, eiweißreiches, saftiges Futter besonders für Vögel und Kleinsäuger zu empfehlen. Aber bedenken Sie: Klee gehört zu den Schmetterlingsblütlern (*Fabaceae*), wie z.B. Bohnen und Linsen, und diese Pflanzen wirken blähend. Das gilt ebenso für den Klee. In der Landwirtschaft ist bekannt, dass Tiere, die viel Klee fressen, unter Umständen lebensbedrohende Blähungen bekommen. Weißklee (*Trifolium repens*), Roter Wiesenklee (*T. pratense*) und Hopfenklee = Hopfen-Schneckenklee (*Medicago lupulina*) sind für Kleintiere zu empfehlen. Aber auf keinen Fall darf man den Echten Steinklee (*Meliotus officinalis*), auch Honigklee genannt, verfüttern, denn diese Pflanze enthält Cumaringlykoside, die das nach Waldmeister duftende Cumarin abspalten. Der Duftstoff Cumarin wirkt auf kleine Tiere äußerst giftig. Er setzt die Gerinnungsfähigkeit des Blutes herab und „verflüssigt" es sozusagen. Kleine Tiere bekommen dann innere Blutungen, an denen sie auch sterben können. Deshalb setzt man Cumarin bei Giftködern für Mäuse, Wühlmäuse und Ratten ein. (Literatur 5, S. 99ff)

Schützt die Tiere ihr Instinkt?

Man darf sich nicht zu sehr auf ihn verlassen. In der freien Natur verzehren Tiere in der Regel das, was ihnen zuträglich ist. Aber ganz sicher gibt es auch schwerwiegende und tödliche Unfälle mit Giftpflanzen, nur erfahren wir das meistens nicht. Mit Sicherheit lernen auch Jungtiere in irgendeiner Form von ihren Eltern, was man fressen darf und was nicht. Bei Haustieren besteht hier eine Informationslücke. Man muss ihnen konsequent aus dem Weg räumen, was unbekömmlich ist. Aber was ist, wenn das Tier frei umherläuft? Im Sommer wird in einem artenreichen Garten kein Hund und keine Katze die Blätter des Fingerhuts oder des Oleanders verzehren, wenn in Fülle andere Gräser und Kräuter vorhanden sind. Aber im Vorfrühling, wenn frisches Grün noch rar ist, vergiften sich Katzen doch häufig an Schneeglöckchen-, Narzissen- und Hyazinthenblättern. Hier hilft nur vorbeugend das Ansäen von Katzengras in einer Aussaatschale, um den Appetit auf vitamin- und ballaststoffreiche Nahrung zu stillen.

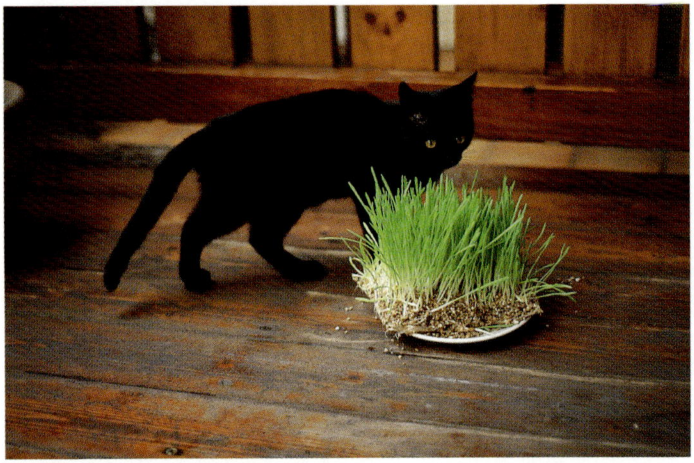

Regelmäßige Versorgung mit „Katzengras" verhindert, dass Katzen unbekömmliche Pflanzen verzehren.

Einzeldarstellungen der giftigen und allergieerzeugenden Pflanzen

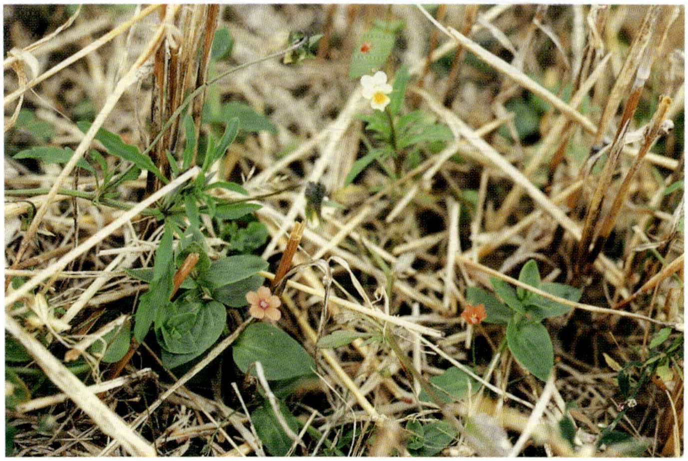

Acker-Gauchheil

Anagallis arvensis L.
Familie: Primelgewächse (*Primulaceae*)
Volksnamen: Weinbergstern, Wetterkraut

giftig +, allergisierend

Allgemeine Informationen

Das niederliegende, einjährige Pflänzchen wächst in Beeten und auf Brachland.

Inhaltsstoffe, Giftwirkung, Allergien

Acker-Gauchheil enthält Glykoside, vor allem viel Saponin sowie ein ätherisches Öl mit stechend scharfem Geruch.
Vergiftungen bei Menschen sind selten, allerdings können die Blätter beim Jäten Hautentzündungen hervorrufen, besonders bei Menschen mit einer Primelallergie.
Bei Hunden, Pferden und Kaninchen ruft die Pflanze Magenstörungen hervor. Auch für Geflügel ist die Pflanze giftig.

Heilkunde

Im Mittelalter wurde der Acker-Gauchheil gegen Zahnweh, zähen Nasenschleim und „Natternbiss“ eingesetzt. Die moderne Pflanzenheilkunde verwendet ihn wegen seiner Giftigkeit nicht.

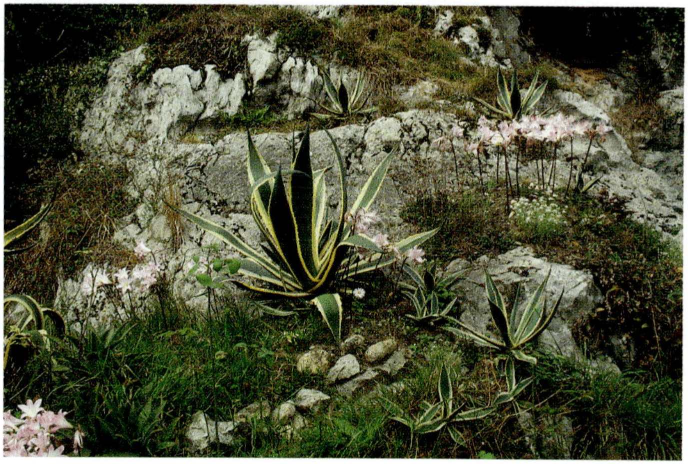

Agave

Agave americana L.
Familie: Agavengewächse (*Agavaceae*)

schwach giftig (+), hautreizend, Verletzungsgefahr durch die Dornen

Allgemeine Informationen

Die Heimat der Agave ist Mexiko. Bei uns ist sie wegen ihrer Anspruchslosigkeit eine beliebte Kübelpflanze.

Inhaltsstoffe, Wirkungen auf die Haut und Schleimhaut

Die fleischigen Blätter enthalten Saponine, ein scharfes ätherisches Öl und Hecogenin, ein Stoff, aus dem sich Oxalsäure bildet. Der Saft kann schwere Hautreizungen und Bindehautentzündungen hervorrufen. Die Dornen am Blattende sind insofern gefährlich, weil bei Verletzungen häufig langwierige bakterielle Infektionen auftreten.
Behandlung: Teile des Dorns müssen aus der Wunde möglichst unverzüglich entfernt werden, dann mit Jodersatz oder Wasserstoffperoxid desinfizieren. Den Pflanzensaft mit Wasser und Neutralseife möglichst bald abwaschen. Bei Entzündung Arzt aufsuchen.

Erste Hilfe bei innerer Aufnahme

Kohle-Aufschwemmung (10 Gramm) trinken lassen.

Mit der Agave nahe verwandt ist die **Sanseverie** (*Sanseveria trifasciata* Prain), auch Bogenhanf genannt. Über Inhaltsstoffe und Giftwirkung gelten sinngemäß die gleichen Angaben wie bei der Agave.

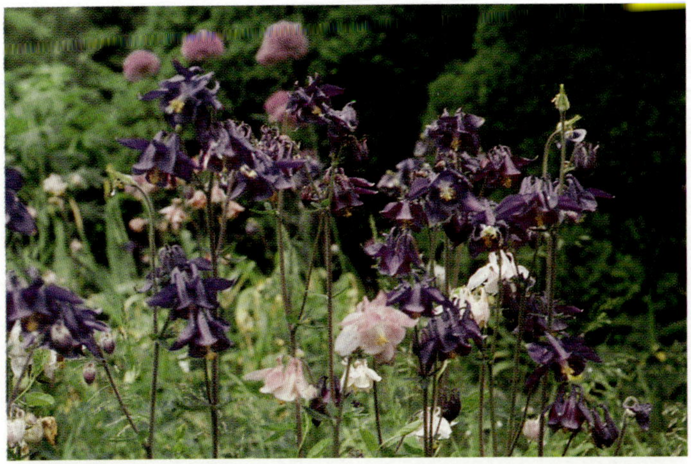

Akelei

Aquilegia vulgaris L.
Familie: Hahnenfußgewächse (*Ranunculaceae*)

giftig +

Allgemeine Informationen

Wildwachsend kommt die Akelei zerstreut in lichten Laubwäldern und auf Waldwiesen vor. Zierformen gibt es farbenprächtig und gefüllt.

Inhaltstoffe, Giftwirkung

Die Pflanze enthält ein Blausäure-abspaltendes Glykosid sowie weitere unerforschte Giftstoffe. Die giftigen Inhaltsstoffe liegen je nach Sorte und Standort in außerordentlich unterschiedlicher Konzentration vor. In der Fachliteratur [1, S. 116] wird berichtet, dass bei Kindern nach Aussaugen des Saftes einiger Akeleiblüten lang anhaltende Ohnmacht, Atemnot und Durchfall auftraten.

Erste Hilfe bei Vergiftungen

Kohle-Aufschwemmung (10 Gramm) trinken lassen.

Heilkunde

Die Akelei wird in der Homöopathie unter anderem bei Hautausschlägen eingesetzt.
Problematisch: Hildegard von Bingen beschreibt eine medizinische Zubereitung aus der frischen Akelei. Dies wird auch in einigen neueren Büchern über „Hildegard-Medizin" empfohlen. Angesichts der Giftigkeit und vor allem dem höchst unterschiedlichen Gehalt je nach Standort und Sorte ist davon aus heutiger Sicht entschieden abzuraten.

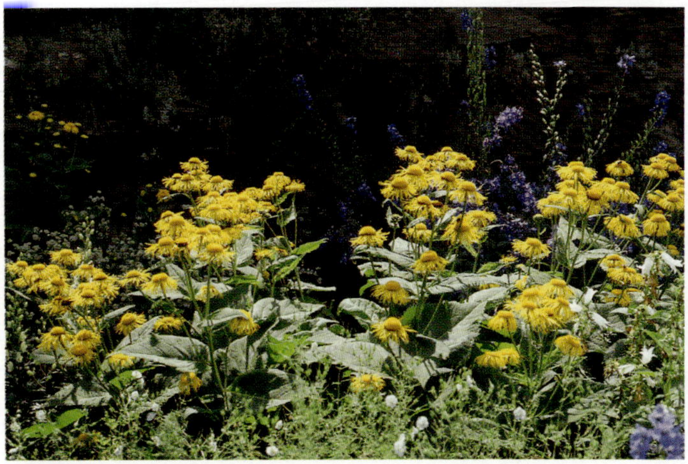

Alant

Inula helenium L.
Familie: Korbblütler (*Asteraceae*)
Volksnamen: Brustalant, Darmwurz, Helenenkraut

allergisierend, starke Sensibilisierungspotenz

Allgemeine Informationen

Der stattliche, gelbblühende Alant war früher in den meisten Bauerngärten zu finden. Wegen seines Gehalts an nahrhaftem Inulin (eine aus Fruchtzucker = Fructose aufgebaute Stärke) wurde er auch bisweilen als Viehfutter verwendet.

Inhaltsstoffe, Allergisierung

Etwa 17 verschiedene Sesquiterpenlaktone (Bitterstoffe) sind im Alant enthalten. Mindestens eines dieser Laktone besitzt innerlich und als Kontaktallergen eine starke Sensibilisierungspotenz. 50% der Personen, die gegen irgendwelche Korbblütler allergisch sind, reagieren auf Alant. Erkrankungen sind wohl nur deshalb eher selten, weil der Alant nur noch gelegentlich in den Gärten angebaut wird.

Heilkunde

In Wein gelöster Alant galt im Mittelalter als Allheilmittel und er wurde auch zur Vertreibung böser Geister eingesetzt. Volksmedizinisch wird auch heute noch die Wurzeldroge als Tee bei Keuchhusten und Bronchitis empfohlen. Äußerlich werden Extrakte bei Geschwülsten, Ekzemen und Akne sowie gelegentlich in Creme-Zubereitungen zur Schönheitspflege in der Biokosmetik empfohlen. Allergikern ist hiervon dringend abzuraten.
Die Kommission E (ehemaliges BGA) hält die Wirksamkeit des Alants für nicht ausreichend belegt und befürwortet die Verwendung angesichts der möglichen Nebenwirkungen nicht. Dies bedeutet jedoch nicht, dass man die Droge unbedingt absetzen muss, wenn man gute Erfahrungen mit ihr gemacht hat.

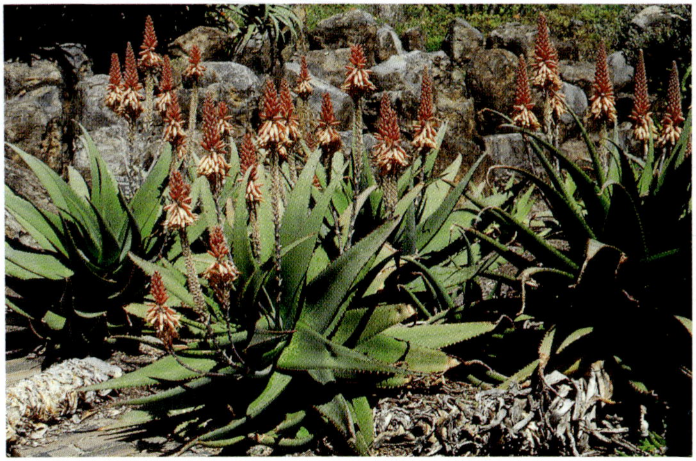

Aloe

Aloe ferox Mill., *A. variegata* L. und andere Arten
Familie: Aloegewächse (*Aloaceae*)

giftig +

Allgemeine Informationen

Die Aloe-Arten haben in Europa eine lange Tradition als Topfpflanzen. Besonders im bäuerlichen Pflanzenrepertoire spielten sie eine wichtige Rolle.

Inhaltsstoffe, Giftwirkung

Die wichtigsten Inhaltsstoffe sind so genannte Aloine, Emodin-Glykoside und Anthrachinone. Der Wirkstoffgehalt ist stark schwankend, aber man geht davon aus, dass 8 Gramm des eingedickten Saftes tödlich wirken. Vergiftungserscheinungen sind starkes Abführen mit Darmblutungen und bei Frauen auch bedrohliche Uterusblutungen.
Historisch ist überliefert, dass Kaiser Otto II im Jahre 983, erst 28-jährig, durch eine Überdosis Aloe starb, die ihm sein Arzt wegen Verstopfung verordnet hatte.

Erste Hilfe bei Vergiftungen

Kohle-Aufschwemmung (10 Gramm) trinken lassen, viel warmen Tee oder Saft trinken.

Heilkunde

Anthrachinone wirken abführend. Sie sind auch in anderen abführend wirkenden Drogen enthalten, z.B. in Faulbaumrinde, Sennesblättern und Rhabarberwurzeln. Längerer oder Dauergebrauch erzeugt starke Hämorrhoiden und Nierenreizungen.
Die heutige Pflanzenheilkunde lehnt den Gebrauch von Aloe-Präparaten wegen ihrer Nebenwirkungen ab. Die Spezies *Aloe vera* L. ist jedoch für Präparate zur Hautpflege sehr beliebt.

Anmerkung: Immer einmal werden Aloepräparate in volkstümlichen Veröffentlichungen als wahre Wundermittel angepriesen. Diese Ratschläge sollten vorsichtig und kritisch hinterfragt werden. Während einerseits vor Aloe-Anwendungen gewarnt wird, erleben Aloe-vera-Präparate derzeit (2003) geradezu einen Boom. Auch die teilweise beliebten „Schwedenkräuter“ (= ein alkoholischer Extrakt aus mehreren Kräutern) enthalten *Aloe vera*.
Aloe wird homöopathisch unter anderem bei Magen-Darm-Entzündungen und Hämorrhoiden eingesetzt.

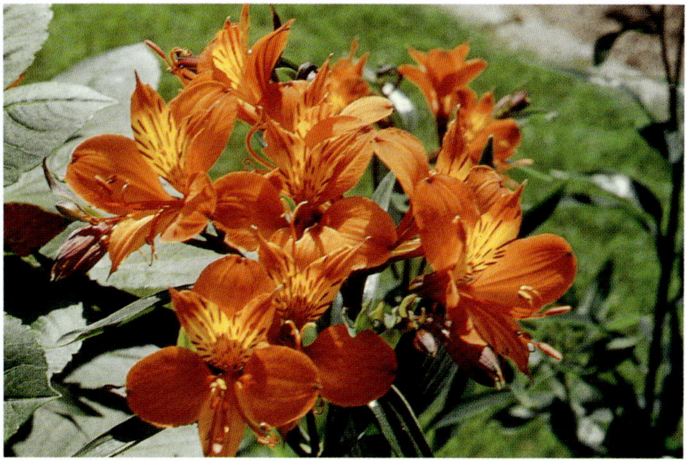

Alstroemeria

Alstroemeria spp.
Familie: Alstroemeriaceen (*Alstroemeriaceae*)

allergisierend, starke Sensibilisierungspotenz

Allgemeine Informationen

Seit etwa 1970 ist die Astroemerie als Zier-Schnittblume wegen ihrer langen Haltbarkeit sehr beliebt.

Inhaltsstoffe, Allergisierung

Sie enthält Tuliposide, die beim Quetschen oder Zerschneiden die allergisierenden Substanzen Tulipalin A und B bilden. Der Kontakt mit Blatt- und Blütenteilen erzeugt bei Gärtnern und Floristen das charakteristische Bild der „Tulpenfinger“ (S. 13), die durch unmittelbare Hautreizung oder durch Allergisierung entstehen können. Dies bedeutet, dass zum Beispiel Personen, die eine Tulpen-Zwiebel-Allergie entwickelt haben, sehr wahrscheinlich auch gegen Alstroemerien allergisch sind und umgekehrt.
Bei Züchtern und Floristen wurde gelegentlich eine aerogene Kontaktdermatitis beobachtet (S. 14).

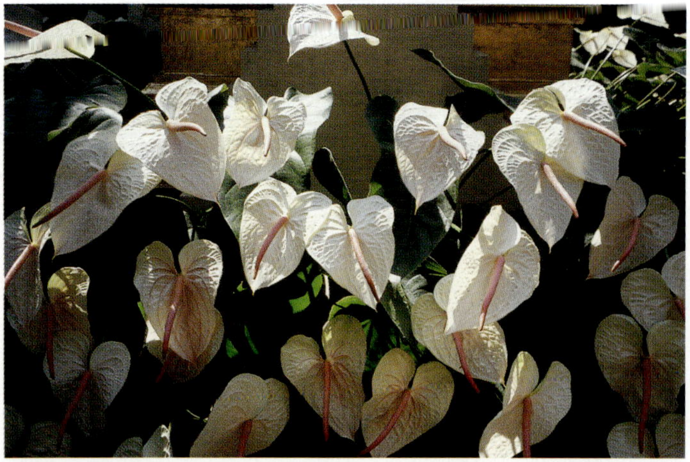

Anthurie

Anthurium-Scherzerianum-Hybriden
Familie: Aronstabgewächse (*Araceae*)
<u>Volksnamen</u>: Flamingoblume, Teufelszunge, Schweineschwänzchen

giftig +, hautreizend

Allgemeine Informationen

Die Heimat der Pflanze ist das subtropische bis tropische Nordamerika. Sie ist eine beliebte Zimmerpflanze.

Inhaltsstoffe, Giftwirkung

Die Inhaltsstoffe sind wenig untersucht und sind auf Grund der intensiven Züchtung zahlreicher Sorten sehr variabel. Besonders die jungen Blätter sind giftig. Gefährdet sind Kleinkinder, die erreichbare Blätter in den Mund stecken können.
Vergiftungserscheinungen sind Übelkeit, Erbrechen, Durchfall. Hautreizungen können durch „Schießkristalle" aus Oxalat auftreten, wie sie von der Dieffenbachie bekannt sind (S. 36).

Erste Hilfe bei Vergiftungen

Kohle-Aufschwemmung (10 Gramm) trinken lassen, allgemein viel trinken lassen. Ausnahmsweise wird hier auch Milch empfohlen, weil diese die Oxalsäure neutralisiert.

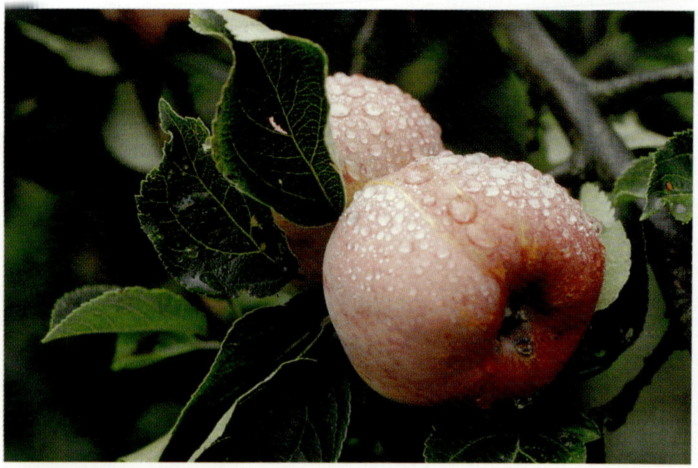

Apfel

Malus domestica Borkh.
Familie: Rosengewächse (*Rosaceae*)

mittelstark allergisierend, Kerne giftig + bis sehr giftig ++

Allgemeine Informationen

Bereits in der Jungsteinzeit wurden Äpfel in Mitteleuropa angepflanzt. Weltweit gibt es inzwischen ca. 20 000 Sorten.

Allergisierung

Die Sensibilisierungspotenz ist meist mittelstark, aber sehr abhängig vom Reifegrad und von der Sorte. Die wirtschaftlich besonders bedeutsamen Sorten, etwa 'Golden Delicious' und 'Granny Smith' besitzen eine hohe Allergenität.
Bei Personen mit Birkenpollenallergie wird häufig auch eine Apfelallergie beobachtet sowie auch Allergie gegen Kirsche, Pfirsich, Aprikose, Nüsse, Kartoffel, Tomate und andere pflanzliche Nahrungsmittel.
Die Kerne enthalten ein Blausäureglykosid.

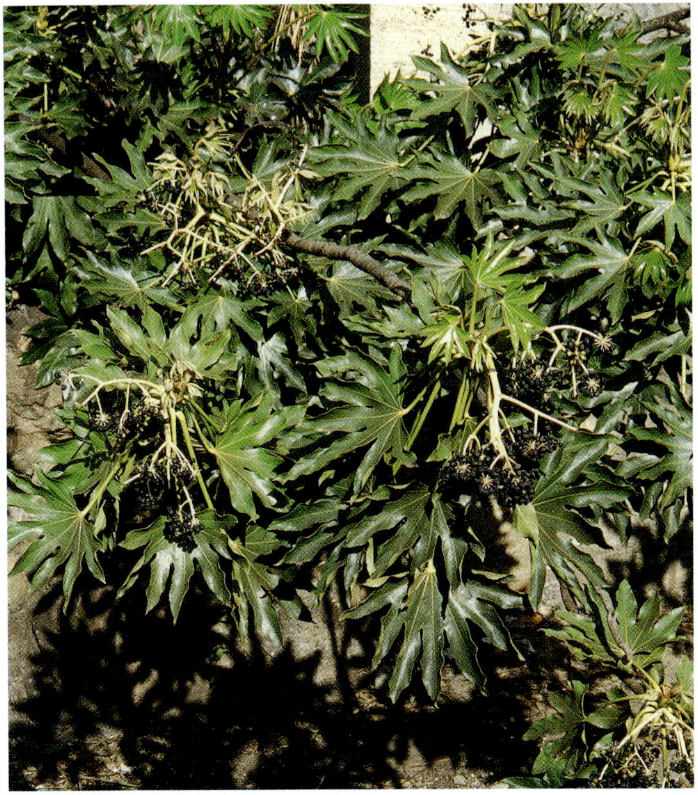

Aralie, Zimmeraralie

Fatsia japonica Thunb.
Familie: Araliengewächse (*Araliaceae*)

giftig +

Allgemeine Informationen, Inhaltsstoffe

Die Heimat dieses Strauches ist Japan. Wegen ihrer aparten, immergrünen Blätter ist die Aralie eine beliebte Zimmerpflanze.
Nahe verwandt mit der Zimmeraralie ist die Gattung *Schefflera*, von der mehrere Arten als Zimmerpflanzen im Handel sind. Sie ist sowohl in Deutschland als auch in Amerika jene Zimmerpflanze mit der sehr häufig Vergiftungen vorkommen.
Blätter und Wurzeln enthalten ein Saponingemisch.

Erste Hilfe bei Vergiftung

Kohle-Aufschwemmung (10 Gramm) trinken lassen, bei Augenreizungen gründlich die Augen spülen.

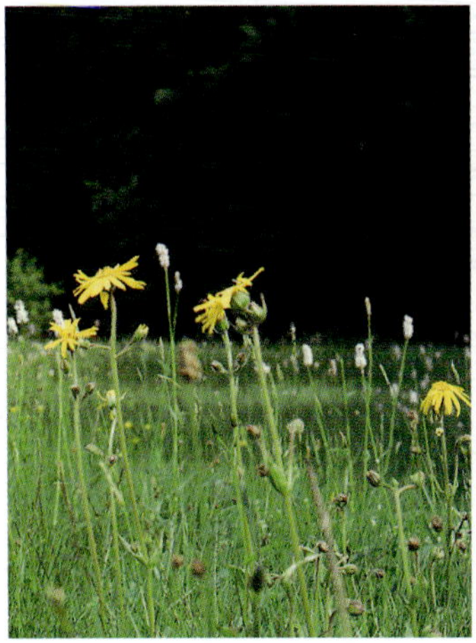

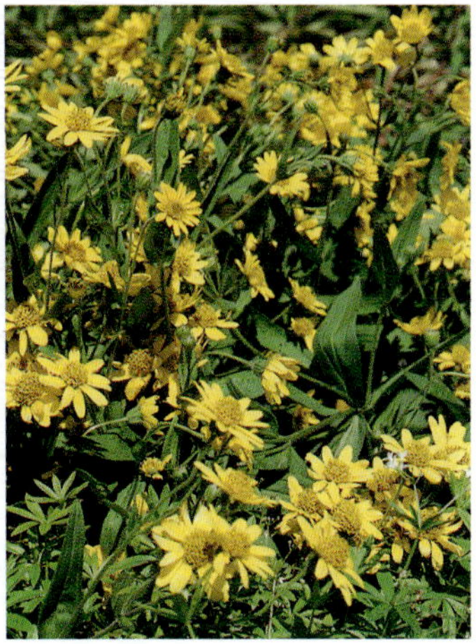

Arnika

Gartenarnika

Arnica montana L.
A. chamissonis Less.
Familie: Korbblütler (*Asteraceae*)
Volksnamen: Bergwohlverleih, Gemsblume, Johannisblume, Kraftwurz

stark allergisierend

Allgemeine Informationen

Unsere einheimische Arnika (*A. montana*) ist inzwischen so selten, dass sie unter Naturschutz gestellt wurde. Da sie schwierig anzubauen ist, wurde die nahe verwandte *A. chamissonis* aus Amerika eingeführt. Sie hat ähnliche Inhaltsstoffe und Heilwirkungen und eignet sich zum Anbau. Aber auch die einheimische Wildart kann mittlerweile kultiviert werden.

Inhaltsstoffe, Allergisierung

Neben ätherischen Ölen sind die Sesquiterpenlaktone für die Heilwirkung, aber auch für die allergisierende Wirkung entscheidend.
Die Allergisierungspotenz ist stark. Allergien sind wegen der Beliebtheit der Arnika als Heilpflanze und als Bestandteil von Kosmetika ziemlich häufig. Starke Rötung und Blasenbildung auf der behandelten Haut sind charakteristisch. Kreuzreaktionen mit anderen Korbblütlern, z. B. Schafgarbe, Artischocke, Chrysanthemensorten und Sonnenblume werden häufig beobachtet.

Heilkunde

Die äußere Anwendung steht im Vordergrund. Bei Zerrungen, Quetschungen, Muskelverspannungen und nichtentzündlicher Arthrose sind Umschläge mit Arnikatinktur oder Einreiben mit Arnikacreme eine echte Hilfe.

Homöopathie

Arnika gilt auch in der modernen Medizin äußerlich und innerlich als besonders wirksames Wundheilmittel. Zur Nachbehandlung bei Operationen gibt es gute Erfahrungen.

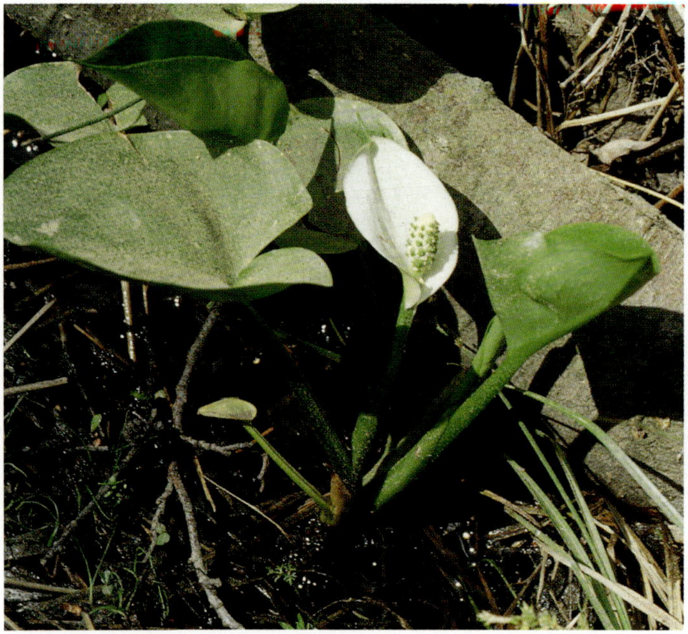

Aronstab, Gefleckter

Arum maculatum L.
Familie: Aronstabgewächse (*Araceae*)
Volksnamen: Ekelblume, Kalbfußwurzel

sehr stark giftig +++, hautreizend

Allgemeine Informationen

Der Aronstab kommt wild wachsend in feuchten, schattigen Laubwäldern oder in Gebüschen vor. Im naturnahen Garten wird er bisweilen in geeigneten Lebensbereichen gepflanzt.

Inhaltsstoffe, Giftwirkung

Alle Pflanzenteile, einschließlich der Beeren, sind giftig.
Die Inhaltsstoffe sind noch weitgehend unbekannt. Der Hauptwirkstoff heißt Arosin. Auch Oxalat wurde gefunden und wahrscheinlich sind auch Blausäureglykoside enthalten. Beim Abpflücken von Aronstabgewächsen kommt es häufig zu Hautentzündungen. Als Vergiftungserscheinungen nach Verzehr von Beeren werden starke, blasige Reizungen der Mundschleimhaut beschrieben sowie unter anderem Krämpfe und Blutungen im Magen-Darm-Trakt.

Erste Hilfe bei Vergiftung

Kohle-Aufschwemmung (10 Gramm) trinken lassen, viel warmen Tee trinken.

Homöopathie

Verwendung bei Mund-Schleimhaut-Entzündung, quälenden Nasen-Rachenkatarrhen, überbeanspruchter Stimme bei Sängern und Rednern.
Eine Reihe weiterer Zierpflanzen aus der Familie der Aronstabgewächse besitzen auf Grund der botanischen Verwandtschaft ähnliche Inhaltsstoffe. Die Vergiftungserscheinungen und die Behandlung sind ähnlich wie bei *Arum maculatum*.

Als kletternd oder hängend wachsende Zimmerpflanze wird gerne die **Efeutute** (*Epipremnum aureum* L.) verwendet. Sie stammt aus den tropischen Regionen Asiens und gilt als giftig und hautreizend. Wenn Säuglinge oder Kleinkinder die Blätter erreichen und in den Mund stecken, treten häufig Haut- und Schleimhautreizungen sowie Magen- und Darmbeschwerden auf.

Erste Hilfe bei Vergiftung

Viel trinken lassen.

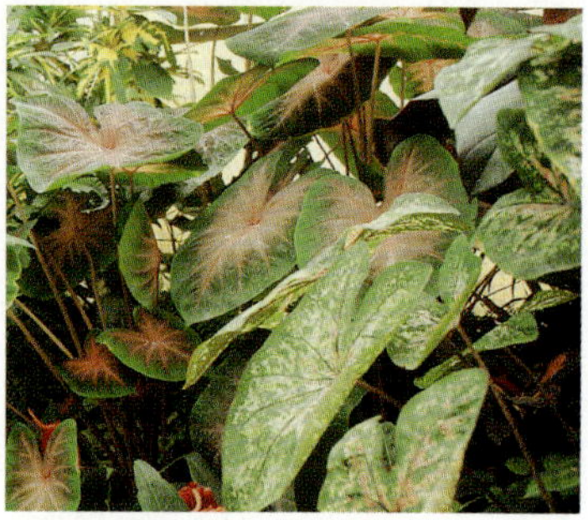

Die **Kaladie** oder Buntwurz (Caladium-Bicolor-Hybriden) ist eine aparte Knollenpflanze und stammt aus den tropischen Bereichen Amerikas. Die Blüte ist wie bei allen Aronstabgewächsen ein Kolben an einem Hochblatt. Auch die aus Südostafrika stammende Zimmercalla (*Zantedeschia spp.*) ist eine beliebte Zimmerpflanze.
Hauptwirkstoffe sind Kalziumoxalat und ein scharfer, ätzender Stoff.

Erste Hilfe bei Vergiftung

Viel trinken lassen.

Das **Fensterblatt** (*Monstera deliciosa* Liebm.) ist ein stattlicher, aus tropischen Gebieten stammender Kletterstrauch und fällt durch seine gelöcherten und eingeschnittenen Blätter auf. Er bildet zahlreiche Luftwurzeln. Wie alle Aronstabgewächse ist auch er giftig. Hautreizungen treten besonders dann auf, wenn von der Pflanze Stecklinge geschnitten werden. Nahe verwandt mit der Monstera ist der **Philodendron** (*Philodendron spp.*). Demnach sind die Inhaltsstoffe und Wirkungen der beiden Pflanzen sehr ähnlich.
Ein weiteres Aronstabgewächs, dem eine eigene Besprechung gewidmet ist, ist die Dieffenbachie (S. 36).

Erste Hilfe bei Vergiftung

Kohle-Aufschwemmung (10 Gramm) trinken lassen, viel warmen Tee oder Saft trinken.

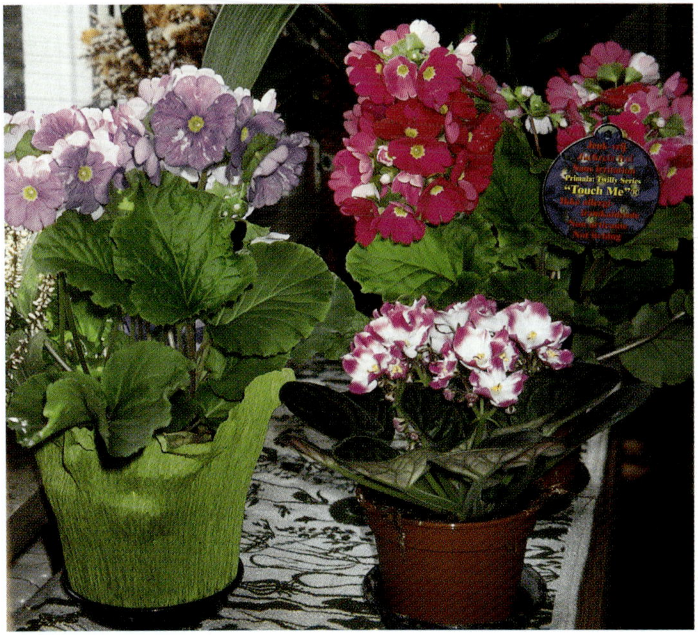

Becherprimel

Primula obconica Hance
Familie: Primelgewächse (*Primulaceae*)

sehr stark allergisierend, giftig +

Allgemeine Informationen

Die Heimat der Pflanze ist Westchina. Zu Ende des 19. Jahrhunderts trat sie geradezu einen Siegeszug als Zierpflanze an, nachdem die Züchtung von Sorten mit intensiveren Blütenfarben als bei der Wildform gelungen war.

Inhaltsstoffe, Allergisierung

Die Becherprimel-Allergie wird durch Primin ausgelöst. Das Allergen befindet sich in gelöster Form in den feinen Härchen (Trichomen) auf der Unterseite der Blätter und an den Stängeln. Bei der leichtesten Berührung brechen die Härchen ab und setzen die Inhaltsstoffe frei. Hierbei kristallisiert das Primin und dringt in die Haut ein. Besonders hoch ist das Risiko beim Entfernen verwelkter Blätter und Blütenstängel.
Allergiker erleben bisweilen sogar einen Rückfall beim Betreten eines Raumes, in dem sich Primeln befinden. Dies ist darauf zurückzuführen, dass mit dem Staub von verwelkten und vertrockneten Blättern Primin aufgewirbelt wird. Damit kommt der Allergiker in Kontakt mit dem Allergen (aerogene Kontaktdermatitis, S. 14).
Auf Allergien gegenüber anderen Primelarten ist zu achten. Kinder aus Familien, in denen Primelallergien auftreten, sollten vor dem Pflücken von Schlüsselblumen (*Primula sp.*) gewarnt werden.
Anmerkung: Die Wirkung der Primel ist besonders gut erforscht. Es gibt über 500 Veröffentlichungen über ihre Rolle als Allergiepflanze.

Erste Hilfe bei Vergiftung

Wurden Primelblätter verschluckt, Kohle-Aufschwemmung (10 Gramm) trinken lassen.

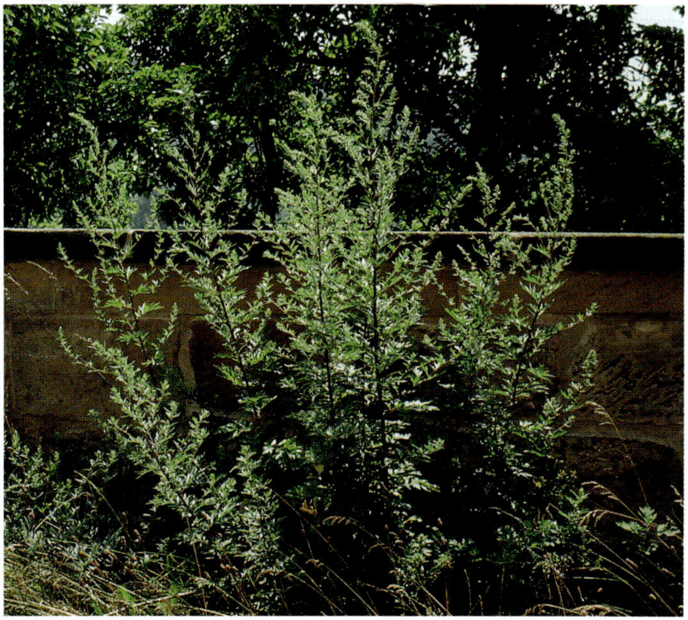

Beifuß

Artemisia vulgaris L.
Familie: Korbblütler (*Asteraceae*)
Volksnamen: Jungfernkraut, Wilder Wermut, Sonnwendgürtel, Fliegenkraut, Beipes

Pollen mittelstark allergisierend

Allgemeine Informationen

Beifuß kommt häufig wildwachsend an Wegrändern und auf unbebauten Flächen vor. Er wird auch zu Würzzwecken angebaut. In Großbritannien wurde er früher so hoch geschätzt, dass er den Volksnamen „Mother of Wort" (= Mutter der Würzkräuter) erhielt. Hierzulande fällt vielen Menschen beim Gedanken an Beifuß sofort eine fette gebratene Gans ein, bei der man zur Unterstützung der Verdauung ein Sträußchen Beifuß in die Bauchhöhle steckt.

Inhaltsstoffe, Allergisierung

Beifuß enthält Bitterstoffe und ein ätherisches Öl. Dies macht ihn zu einem „Amarum aromaticum" (= aromatisches Bittermittel).
Beifuß gehört zu den windbestäubenden (anemophilen) Korbblütlern. Diese führen sehr viel häufiger zu Allergien als die insektenbestäubenden Arten. Die Beifußpollenallergie ist die in Mitteleuropa am häufigsten vorkommende Sofortallergie aus Kräuterpollen. Außer Gräser- und Baumpollen ist Beifuß das drittwichtigste Allergen, das Heuschnupfen auslöst. Beifußpollen können auch eine Kontaktallergie hervorrufen, zum Beispiel durch Honig, der Beifußpollen enthält.
Beifußpollen ist insofern besonders problematisch, weil fast stets gleichzeitig eine Allergie gegen Wermut und Löwenzahnpollen besteht. Letzterer ist oft in Honig zu finden. Auch Birkenpollenallergiker haben oft gleichzeitig eine Beifußpollenallergie.
Weiterhin ist problematisch, dass oft gleichzeitig eine Nahrungsmittelallergie gegen Gewürze und Gemüse aus der Familie der Doldenblütler (*Apiaceae*) besteht, nämlich Anis, Dill, Fenchel, Gelbe Rüben, Koriander, Kümmel, Liebstöckel und Sellerie. Weil das Mischgewürz Curry stets auch Koriander enthält, besteht auch hier eine Allergie. Oft erfasst die Problematik auch Paprika, Tomate, Ingwer und Kardamom. Man spricht dann vom „Sellerie-Karotten-Beifuß-Gewürz-Syndrom". Diese höchst problematische Kreuzallergie ist derzeit Gegenstand mehrerer Forschungsprojekte.

Heilkunde

Volksmedizinisch wird Beifuß als Tee bei Magen-Darm-Störungen und Galleleiden empfohlen. Dies ist auf Grund der Inhaltsstoffe und der jahrhundertelangen guten Erfahrungen durchaus berechtigt. Die Schulmedizin konnte sich dennoch nicht zu einer positiven Bewertung entschließen.

Beinwell

Symphitum officinale L.
Familie: Raublattgewächse (*Boraginaceae*)
Volksnamen: Heilwurzel, Wallwurz, Eselsohrwurzel

wenig giftig (+)

Allgemeine Informationen

Der Beinwell sei als Musterbeispiel angeführt, wie unversehens eine hochgeschätzte Heilpflanze zur Giftpflanze wird. Bereits Hildegard von Bingen und Paracelsus empfahlen die Beinwellwurzel bei Knochenschäden: Bein = Knochen, walla (mittelhochdeutsch) = zusammenfügen. Auch bei der Heilung von Geschwüren und chronischen Eiterungen leistet Beinwell Erstaunliches. Von keiner anderen Pflanze ist ein höherer Gehalt an Allantoin bekannt, jenem Stoff, der die Heilungen bewirkt. Dennoch lehnt das ehemalige BGA den Einsatz von Beinwell wegen seiner giftigen Inhaltsstoffe ab.

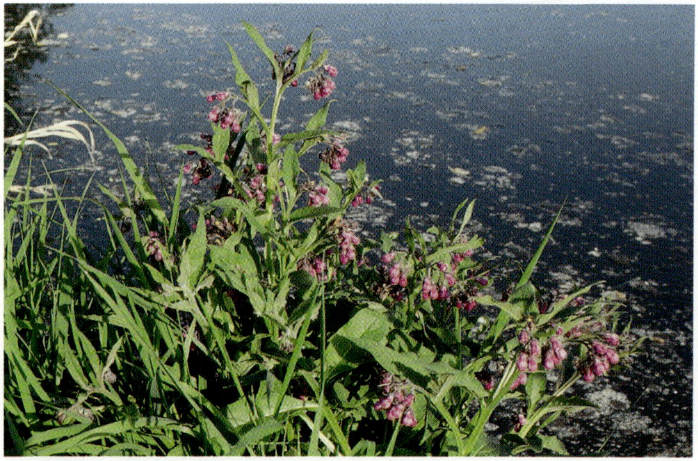

Inhaltsstoffe, Giftwirkung

Beinwell ist eine jener Pflanzen, die einen besonders hohen Gehalt an Pyrrolizidinalkaloiden aufweisen. Bei Tierversuchen, die in Japan durchgeführt wurden, trat nach dem Gebrauch eine hohe Rate an Lebertumoren und Blasenkrebs auf.

Heilkunde

Im Handel ist noch ein Präparat, das für Umschläge Beinwellwurzelextrakt enthält. Wenn überhaupt, darf das Präparat nur auf intakter Haut angewendet werden.
In der Homöopathie wird Beinwell (D6) bei stumpfen Verletzungen, schlecht heilenden Wunden und Gelenkschmerzen gegeben.

Auch der **Huflattich** (*Tussilago farfara* L.), eine ehedem hochgeschätzte Droge zur Behandlung von Bronchitis, enthält Pyrrolizidinalkaloide und erhielt deshalb vom ehemaligen BGA eine negative Beurteilung. Inzwischen ist es allerdings gelungen, eine pyrrolizidinfreie Sorte zu züchten.

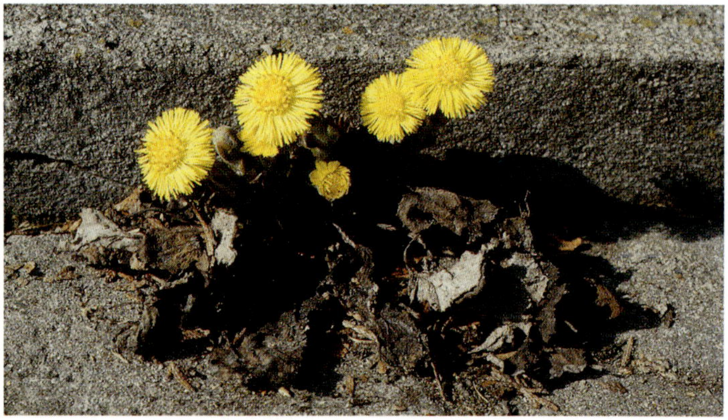

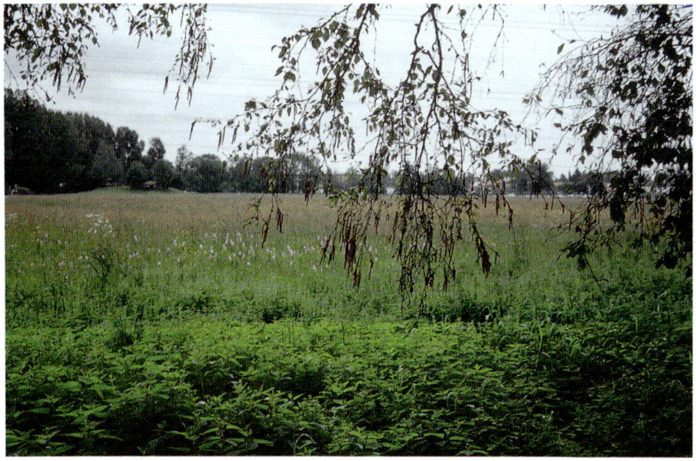

Birke

Betula alba L. und andere Arten
Familie: Birkengewächse (*Betulaceae*)

Pollen stark allergisierend

Allgemeine Informationen

Die Birkenarten sind von Natur aus sehr weit verbreitet, weil es sich um besonders anspruchslose Gehölze handelt. Sie werden auch gerne in Parkanlagen und Gärten gepflanzt.

Allergien

Bereits 1972 waren in den Birkenpollen 10 allergieauslösende Stoffe nachgewiesen. Einige von ihnen sind auch sehr beständig gegen Hitze und chemische Einwirkungen. Im Blatt und Saft der Birke werden hingegen die Allergene rasch abgebaut.
Unter den Baumpollen gelten die Birkenpollen als das bedeutendste und aggressivste Allergen zur Auslösung eines „Heuschnupfens". Birkenpollenallergiker reagieren besonders häufig auf Nahrungsmittel, vor allem Kernobst (insbesondere Äpfel), Nüsse (besonders Haselnüsse) sowie auf rohes Gemüse (besonders Gelbe Rüben). Nach dem Genuss dieser Nahrungsmittel treten sofort Reizungen und Geschwüre an Lippen, Zunge, Gaumen und Rachen auf.

Heilkunde

Birkenblätter als Saft oder getrocknet als Tee haben einen guten Ruf zur milden, aber effektiven Anregung der Nierentätigkeit. Dies ist günstig bei rheumatischen Erkrankungen und zur Entlastung des Herzens.

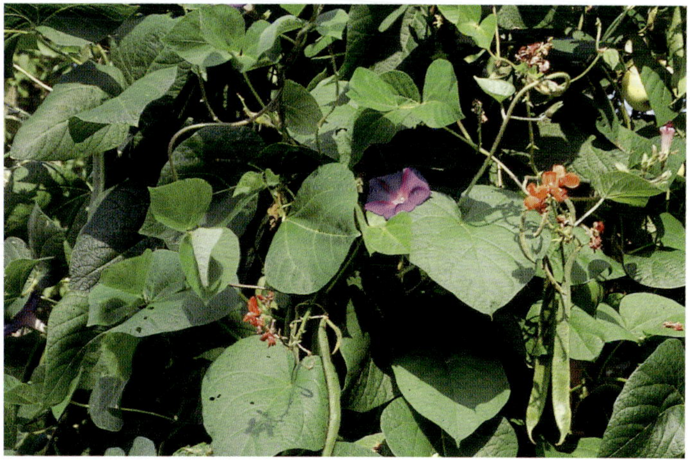

Bohne, Gartenbohne

Phaseolus vulgaris L.

Feuerbohne

Phaseolus coccineus L.
Familie: Schmetterlingsblütler (*Fabaceae*)

giftig + bis stark giftig ++ (rohe Bohnen)

Allgemeine Informationen, Giftwirkung

Die Bohnenschoten sind in gekochter Form ein beliebtes Gemüse, aber roh sind die Früchte durch ihren Gehalt an Phasin (Toxalbumin) giftig. Der Grad der Giftigkeit scheint (sortenbedingt ?) recht unterschiedlich zu sein. Auf Grund von Erfahrungen der Giftnotrufzentrale München zeigt sich außerdem, dass offensichtlich nicht alle Menschen gegen die typischen Inhaltsstoffe der Bohne gleich empfindlich sind.
Durch den Genuss nur weniger roher Bohnenschoten kommt es zu starker Übelkeit und zu meist mehrmaligem quälenden Erbrechen mit Bauchkrämpfen.
Vergiftungen treten vor allem dann auf, wenn z. B. Erwachsene mit Kindern zusammen rohe Erbsen direkt von der Pflanze pflücken und essen. Kinder können Erbsen und Bohnen noch nicht unterscheiden und könnten dann, wenn sie im Garten allein sind, irrtümlich rohe Bohnen verzehren.

Erste Hilfe bei Vergiftungen

Kohle-Aufschwemmung (10 Gramm) trinken lassen.

Heilkunde

Tee aus getrockneten Bohnenschoten erfreut sich in der Volksmedizin großer Beliebtheit, weil er sehr kräftig die Nierentätigkeit und damit die Harnausscheidung anregt.

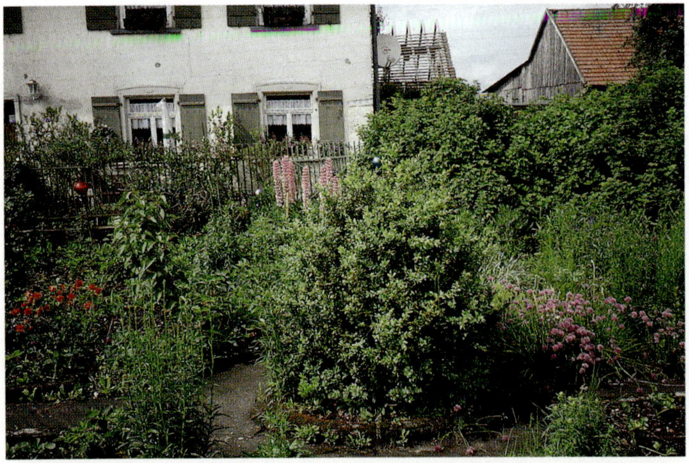

Buchs

Buxus sempervirens L.
Familie: Buchsbaumgewächse (*Buxaceae*)

stark giftig ++, hautreizend

Allgemeine Informationen

Wildwachsend kommt der Buchsbaum in Westeuropa und im westlichen Südeuropa vor. Er hat eine lange Tradition als Zierstrauch und als Heckenpflanze. Die kleinen Blätter des immergrünen Strauches sind lederartig, die Blüten unscheinbar gelblichweiß.

Inhaltsstoffe, Giftwirkung

Hauptinhaltsstoffe sind mehrere Alkaloide. Wie von vielen anderen Giftpflanzen auch, wurden früher Zubereitungen aus dem Buchs als Heilmittel verwendet. Vergiftungserscheinungen waren dabei ziemlich häufig, als der Buchs noch für Heilzwecke verwendet wurde.
Die enthaltenen Alkaloide wirken zunächst erregend, dann lähmend und blutdrucksenkend. Dazu kommen Übelkeit, Erbrechen, Durchfall und Krämpfe. Bei hohen Dosen kommt es zum Tod durch Atemlähmung. Hautentzündungen durch den Kontakt mit dem Pflanzensaft werden bisweilen beobachtet.
Auch bei Tieren, vor allem bei Schweinen, wird von tödlichen Vergiftungserscheinungen berichtet. Für Pferde sind ca. 750 Gramm Buchsbaumblätter tödlich.
Der Zwergstrauch *Pachysandra* sp., der bisweilen in Gärten und Parkanlagen als Bodendecker gepflanzt wird, ist ebenfalls ein Buchsbaumgewächs. Bezüglich Giftwirkung und Behandlung gelten für ihn die gleichen Aussagen wie für den Buchsbaum.

Erste Hilfe bei Vergiftung

Kohle-Aufschwemmung (10 Gramm) trinken lassen, symptomatische ärztliche Behandlung.

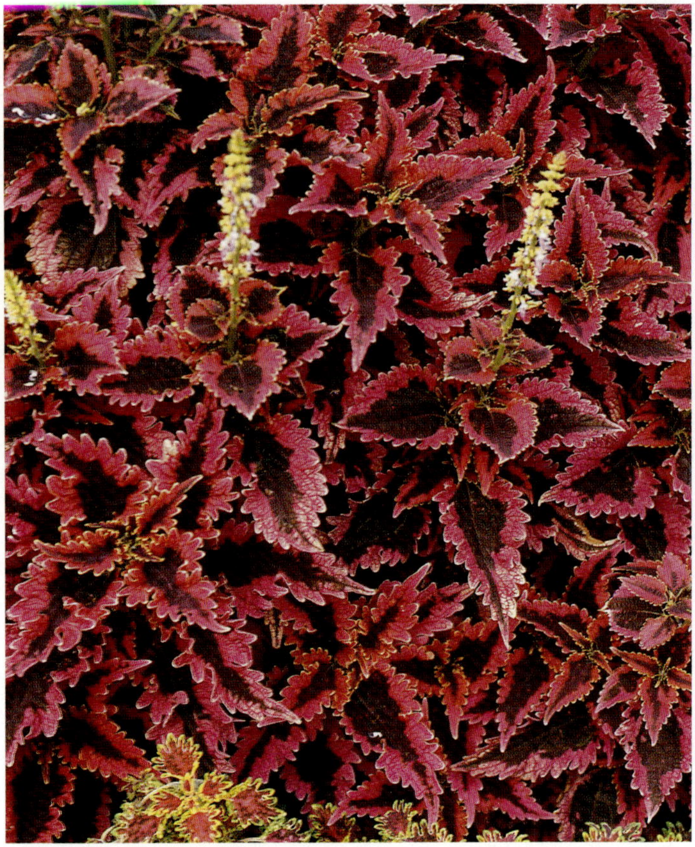

Buntnessel, Buntblatt

Solenostemon scutellarioides (früher: Coleus-Blumei-Hybriden)
Familie: Lippenblütler (*Lamiaceae*)

stark allergisierend

Allgemeine Informationen

Die Buntnessel stammt aus den tropischen Regionen Afrikas und Asiens. Sie ist als Topfpflanze und im Sommer als Beetpflanze sehr beliebt.

Inhaltsstoffe, Allergisierung

Verschiedene Inhaltsstoffe aus der Gruppe der Diterpene wurden isoliert und unter der Bezeichnung Coleone zusammengefasst. Sie sind vor allem in den Blattdrüsen enthalten.
Bei der Berührung der Pflanzen, mehr noch bei der Teilung und Gewinnung von Stecklingen, kann es zu Kontaktallergien kommen.

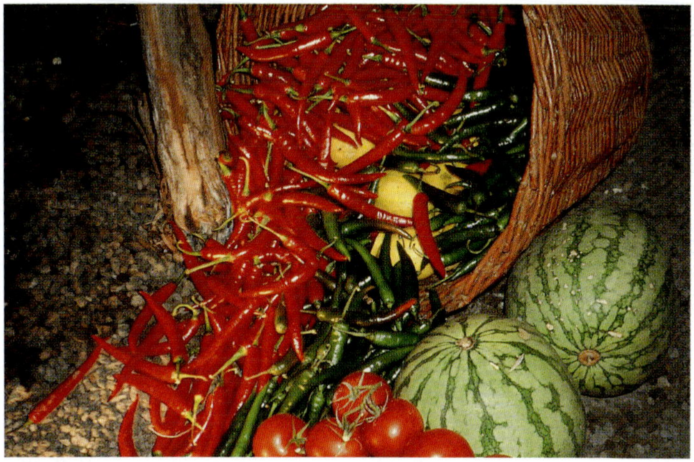

Chilies, Paprika

Capsicum annuum L.
Familie: Nachtschattengewächse (*Solanaceae*)
Weiterer Name: Spanischer Pfeffer

wenig giftig (+), Früchte hautreizend

Allgemeine Informationen

Der häufig gebrauchte Name „Spanischer Pfeffer" ist insofern irreführend, als Chilies botanisch mit der echten Pfefferpflanze nicht verwandt sind. Nur dass die ganz unterschiedlich aussehenden Früchte sehr scharf sind, haben beide Pflanzen gemeinsam.
Es gibt zahlreiche Gartensorten, die allesamt einen warmen, sonnigen Standort benötigen oder häufig auch im Gewächshaus angebaut werden. Die Früchte sind in Form und Farbe je nach Sorte sehr unterschiedlich.

Inhaltsstoffe, Giftwirkung

Hauptwirkstoff ist der Scharfstoff Capsaicin, der, je nach Sorte, in außerordentlich unterschiedlicher Menge in den Früchten vorhanden ist. In den milden Gemüsesorten der Paprikafrüchte ist kaum Capsaicin enthalten. Für den Schärfegrad wurde eine Skala konzipiert, die von 1 bis 120 reicht.
Gerade für Capsaicin gilt die Aussage: „Die *Dosis macht's, ob ein Stoff heilsam oder giftig ist.*" In geringen Dosen regt es die Magensaftsekretion an und ist demnach günstig für die Verdauung. Auch der Kreislauf wird während des Verdauungsvorgangs entlastet. Große Dosen hingegen lähmen die Ausscheidung von Magensaft. Bei einer toxischen Dosis kann es zu Schock mit tödlichem Ausgang kommen. Chronische Vergiftungen durch ständige Überdosierung als Gewürz führen zu chronischer Magenschleimhautentzündung sowie zu Nieren- und Leberschädigung.

Wirkung auf die Haut

Capsaicin bewirkt Hitzegefühl, Brennen, Schmerzen und starke Rötung. Nach längerer Einwirkung kommt es zu Hautentzündung (Dermatitis), Blasen- und Geschwürbildung.

Heilkunde

Capsaicin wirkt in vernünftigen Mengen als Verdauungshilfe. Ernährungsphysiologisch sind frische Paprikafrüchte durch ihren hohen Gehalt an Vitamin C und Karotinoiden sehr günstig.

Behandlung bei Vergiftung

Kohleaufschwemmung (10 Gramm) trinken lassen, viel warmen Tee trinken lassen.
Hautschädigungen mit kaltem Wasser abspülen, steril abdecken.

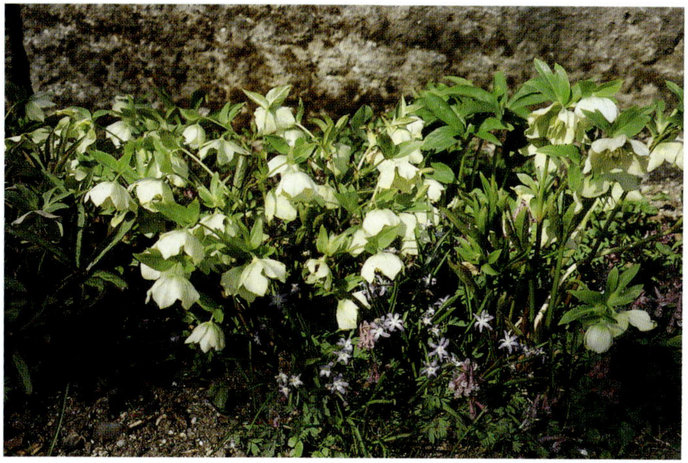

Christrose

Helleborus niger L., *H. viridis* L. und andere Arten
Familie: Hahnenfußgewächse (*Ranunculaceae*)
Volksnamen: Nieswurz, Schneerose, Brandwurzel, Feuerwurzel

sehr stark giftig +++

Allgemeine Informationen

Wildwachsend kommen die *Helleborus*-Arten vor allem im südlichen und südwestlichen Teil Deutschlands in lichten Wäldern und Gebüschen vor.
Besonders von *H. niger* sind eine Reihe von Sorten als Gartenzierpflanzen gebräuchlich.

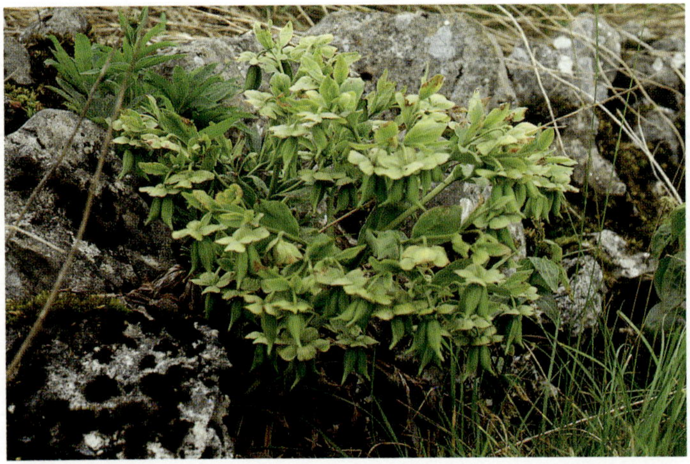

Grüne Nießwurz.

Inhaltsstoffe, Giftwirkung

Die wichtigsten giftigen Inhaltsstoffe in Blättern und Früchten sind ein Gemisch von Herzglykosiden. Der Name „Helleborus" ist abgeleitet von „helein" für töten und „bor" für Speise, er bedeutet demnach „tödliche Speise". Die Wirkung der Blätter und Früchte ist ähnlich wie bei den Fingerhutarten. Es kommt zu Atemnot, Herzrhythmusstörungen, brennendem Durst und Gefäßkrämpfen. Der Tod tritt durch Atemlähmung ein. Der Wurzelstock enthält das Saponingemisch Helleborin.
Kinder sind gefährdet, wenn sie zum Beispiel im Garten die Samenkapseln zerbeißen. Auch beim Weidevieh in Regionen mit wildwachsenden Helleborusarten treten immer wieder Vergiftungserscheinungen auf.
Bei Vergiftungen mit dem Wurzelstock kommt es zu Schleimhautreizungen von Kitzeln bis zu starkem Brennen. Deshalb wurde früher gemahlener Helleboruswurzelstock als Niespulver und Zusatz zu Schnupftabak verwendet. Bei Überdosierungen kamen immer wieder Vergiftungen vor.

Erste Hilfe bei Vergiftungen

Kohle-Aufschwemmung (10 Gramm) trinken lassen, symptombezogene ärztliche Behandlung.

Heilkunde

Trotz der großen Giftigkeit war die Christrose in früheren Zeiten eine hochgeschätzte Heilpflanze für Mensch und Tier. Bei Paracelsus galt sie als *„Elixier für ein langes Leben"*. Zubereitungen aus den glykosidhaltigen Blättern wurden vor allem für alte Menschen zur Herzstärkung eingesetzt. Die heutige Pflanzenheilkunde verwendet Helleborus nicht mehr.
Die Homöopathie setzt Helleborus u.a. bei Hirnhautentzündung ein.

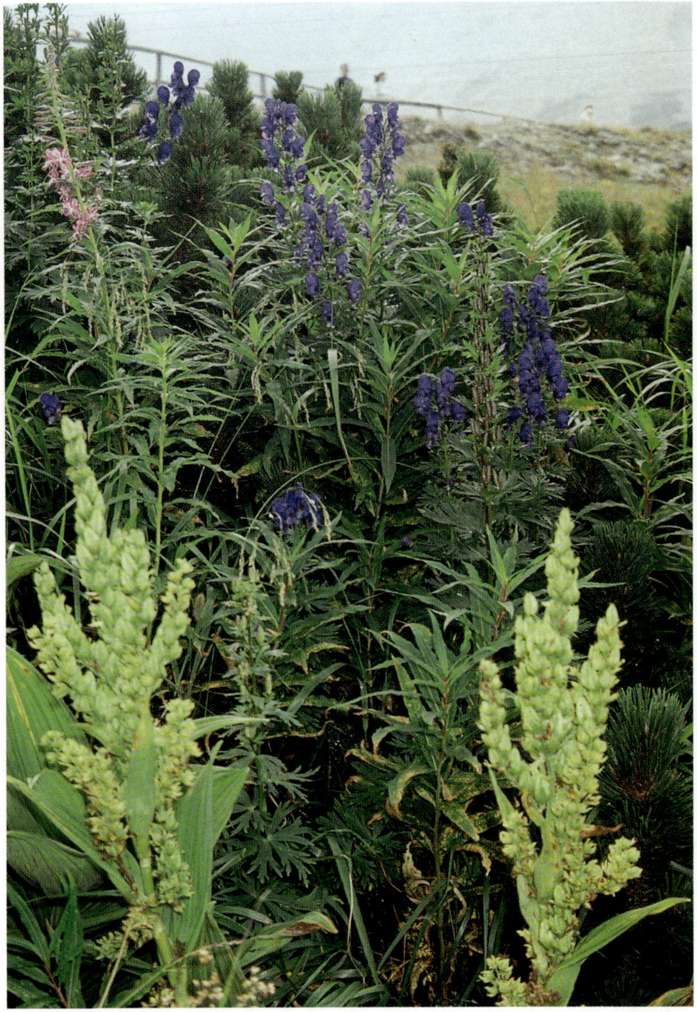

Weißer Germer und Eisenhut.

Aber nicht nur die Christrose hat den Volksnamen „Nieswurz", sondern auch der **stark giftige (++)** **Weiße Germer** (*Veratrum album* L.). Auch sein getrockneter, zerkleinerter Wurzelstock wurde dem Schnupftabak zugefügt. Volksmedizinisch hatte der Germer früher einen guten Ruf als Heilpflanze gegen verschiedene schwere Erkrankungen. In der Homöopathie gilt er als eines der „großen Mittel" unter anderem für Kreislauferkrankungen, Migräne, Ischias und Neuralgien. Der Germer ist zur Selbstmedikation nicht geeignet. Bereits 2 Gramm der Droge können tödliche Vergiftungen hervorrufen [Lit. 8, S. 241].

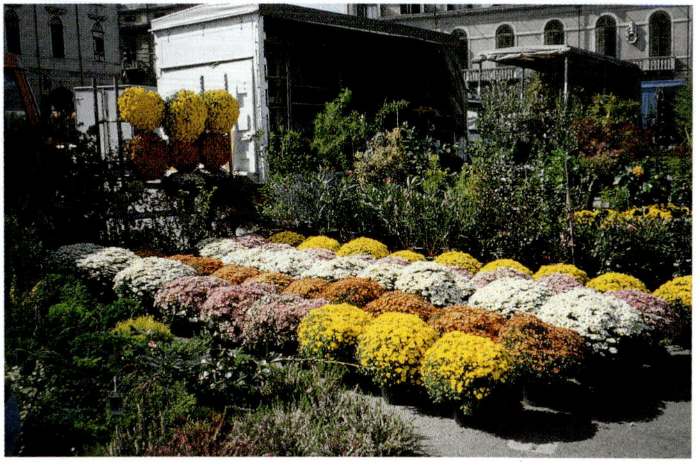

Chrysanthemen

Chrysanthemum sp., *Dendranthema sp*,, *Tanacetum sp*. usw.
Familie: Korbblütler (*Asteraceae*)

stark allergisierend

Allgemeine Informationen

Die Chrysanthemen wurden vor ca. 200 Jahren nach Europa eingeführt und gehören zu den populärsten Zierpflanzen. Es gibt einjährige (Gattung *Chrysanthemum*) und ausdauernde Kulturformen (Gattung *Dendranthema*). Durch künstliche Veränderung der natürlichen Tageslänge (8-Stundentag) stehen Chrysanthemen heute praktisch das ganze Jahr zur Verfügung, während sie früher erst ab Oktober blühten.

Inhaltsstoffe, Allergisierung

Das wichtigste Kontaktallergen ist das Sesquiterpenlakton Arteglasin A. Von allen untersuchten Korbblütlern, die in Mitteleuropa wildwachsend oder als Kulturpflanzen vorkommen, weisen Chrysanthemen das höchste Allergisierungspotenzial auf. Im norddeutschen Bereich, einem Zentrum der Chrysanthemenzüchtung erkranken bis zu 30% der mit dem Anbau und dem Verkauf beschäftigten Personen. Nicht selten tritt dann auch eine Überempfindlichkeit gegenüber sehr vielen anderen Korbblütlern auf. Die häufigsten Kreuzreaktionen gibt es mit Schafgarbe, Rainfarn, Mutterkraut, Arnika und Sonnenblume sowie gegenüber Lorbeer, der aus einer völlig anderen Pflanzenfamilie stammt.

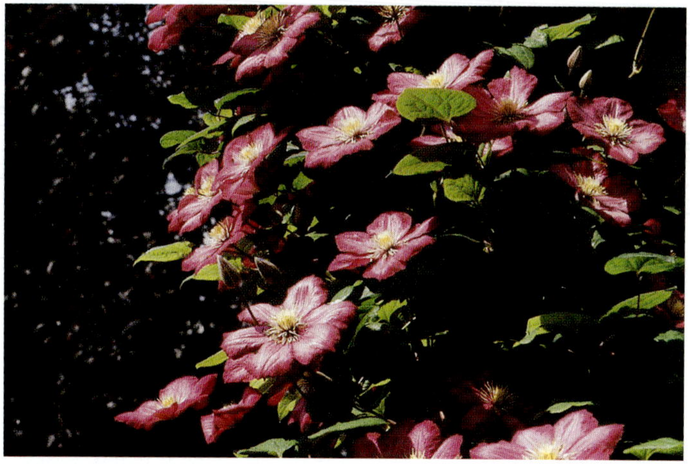

Clematis, Waldrebe

Familie: Hahnenfußgewächse (*Ranunculaceae*)

giftig +, hautreizend

Allgemeine Informationen

Da die Clematisarten zur Familie der Hahnenfußgewächse gehören, sind sie giftig. Wildwachsend gibt es die an Bäumen und Büschen der Waldränder und Hecken kletternde Gemeine Waldrebe (*Clematis vitalba* L.) sowie die Aufrechte Waldrebe (*Clematis recta* L.), eine ausdauernde Wiesenpflanze. Dazu kommen zahlreiche Gartenformen.

Inhaltsstoffe, Giftwirkung

Wichtigste Giftstoffe sind Protoanemonin und Anemonin, die Übelkeit, Erbrechen und Durchfall auslösen, sowie Reizerscheinungen an den Nieren. Auf der Haut können durch den Pflanzensaft blasige Entzündungen entstehen. Deshalb galt die Clematis früher als eine der „Bettlerblumen", mit deren Saft die Bettler auf ihrer Haut Mitleid erregende Geschwüre erzeugten, denn nur ein Bettler der deutliche Krankheitssymptome aufweisen konnte, war ein erfolgreicher Bettler.

Wild wachsende Gemeine Waldrebe.

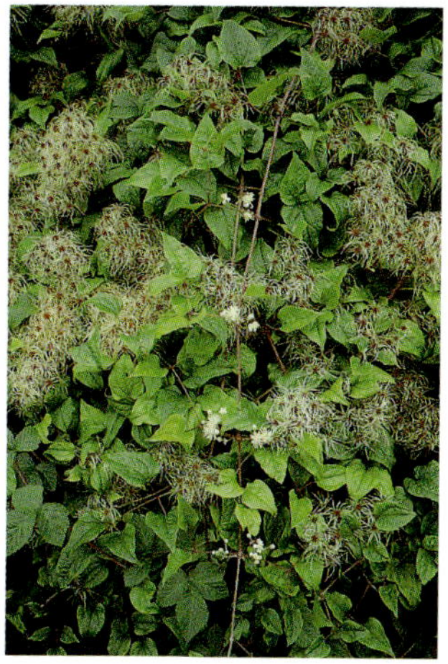

Erste Hilfe bei Vergiftung

Kohle-Aufschwemmung (10 Gramm) trinken lassen, viel warmen Tee trinken, Haut- und Schleimhautblasen abspülen und steril abdecken, fachärztlich behandeln lassen.

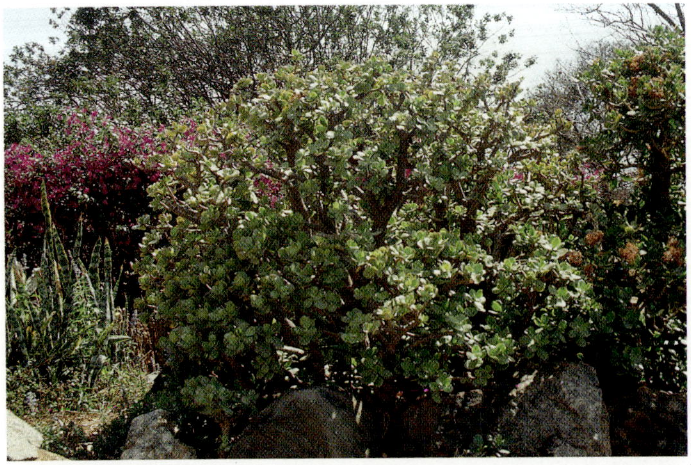

Dickblatt

Crassula ovata Druce und andere Arten
Familie: Dickblattgewächse (*Crassulaceae*)
Volksnamen: Geldbaum, Dollarbaum, Judasbaum, Elefantenbaum

schwach giftig (+), leicht hautreizend

Allgemeine Informationen

Der Geldbaum ist als Zimmerpflanze sehr beliebt, weil er außerordentlich robust ist und auch Heizungsluft gut verträgt.

Inhaltsstoffe, Giftwirkung

Der Geldbaum wird zwar als „schwach giftig" eingestuft, aber wegen seiner Beliebtheit als Zimmerpflanze sind Vergiftungen relativ häufig. In den USA steht er an 4. Stelle bei Vergiftungen mit Pflanzen.
Die Inhaltsstoffe sind wenig untersucht. Es treten hauptsächlich Magen-Darmbeschwerden mit Erbrechen und Müdigkeit auf, eventuell auch Fieber.

Behandlung

Viel trinken lassen, symptombezogene ärztliche Behandlung.
Von den wildwachsenden Dickblattgewächsen wäre der **Scharfe Mauerpfeffer** (*Sedum acre* L.) (**giftig +**) zu nennen, der scharf schmeckende Stoffe und auch Alkaloide enthält, die neben Übelkeit und Erbrechen auch Krämpfe und Lähmungserscheinungen hervorrufen können. Menschen, die gerne Wildkräuter zum Kochen nehmen, verwenden Mauerpfeffer bsweilen anstelle tropischer scharfer Gewürze. Davon ist nach heutigen Erkenntnissen abzuraten.

Erste Hilfe bei Vergiftung

Kohle-Aufschwemmung (10 g) trinken lassen, symptombezogene ärztliche Behandlung.

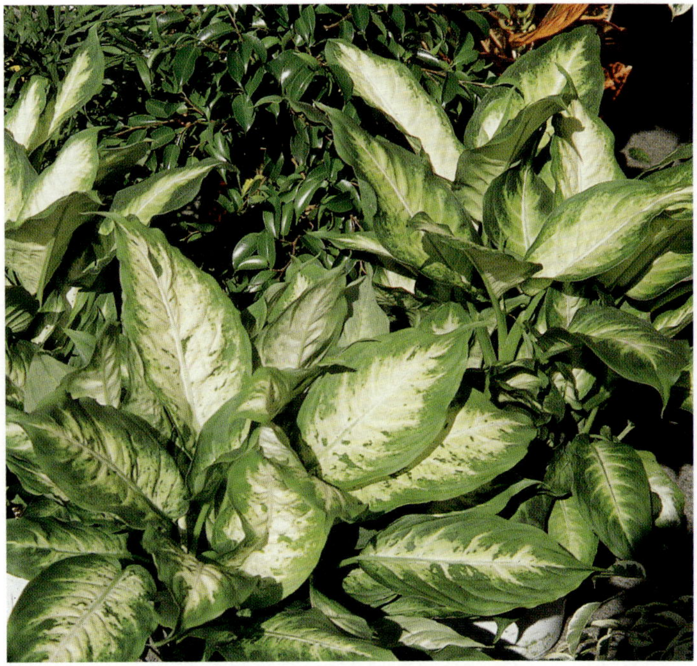

Dieffenbachie, Schweigrohrwurzel

Dieffenbachia Schott
Familie: Aronstabgewächse (*Araceae*)

sehr stark giftig +++, hautreizend

Allgemeine Informationen

Die Dieffenbachie stammt aus den tropischen Bereichen Amerikas und ist eine beliebte Zimmerpflanze. Die einzelnen Arten sind schwer zu unterscheiden. Dies ist insofern von Bedeutung, weil diese Arten in ihrer Giftigkeit ziemlich unterschiedlich sind.

Inhaltsstoffe, Giftwirkung

Genau wie bei anderen Aronstabgewächsen sind die Wirkstoffe noch nicht eindeutig geklärt. Blausäureglykoside, Alkaloide und Saponine sind nachgewiesen. Giftig ist die ganze Pflanze, vor allem der Stamm. In allen Pflanzenteilen sind so genannte Schießzellen enthalten. In ihnen sind scharfe Oxalatnadeln eingeschlossen, die mit einer Längsrinne versehen sind wie bei den Zähnen einer Schlange. Beschädigt man ein Blatt oder sonstige Pflanzenteile, zum Beispiel beim Zurückschneiden oder Gewinnen von Stecklingen, dann werden diese Nädelchen herausgeschleudert und dringen in die Haut ein. Der giftige Pflanzensaft wird aus den Zellen über die Rinnen in die kleinen Wunden geleitet. Die Folge sind starke, lang anhaltende oder sogar irreversible Hautreizungen.

Besonders problematisch ist es, wenn die Blätter in den Mund gesteckt oder gar verschluckt werden. Starke Schluckbeschwerden und zeitweiliger Verlust der Sprache sind die Folgen. Deshalb heißt die Dieffenbachie in ihrer westindischen Heimat auch „Schweigrohr", denn man zwang widerspenstige Sklaven, die Blätter zu schlucken, um ihren lautstarken Widerstand zu brechen.
Bei Kontakt mit den Augen treten starke Lidschwellungen und auch Hornhautschädigung auf.
Bei innerer Aufnahme kommt es zu Schwellung der Zunge, Übelkeit, Herzrhythmusstörungen, Benommenheit und Lähmung.
Wegen der Gefährlichkeit der Dieffenbachie und der relativen Häufigkeit von Vergiftungen und Hautreizungen fordern Fachleute immer wieder, sie aus dem Handel zu nehmen.
Auch Haustiere, die sich im Zimmer frei bewegen, sind gefährdet: Im eigenen Bekanntenkreis wird berichtet, dass ein frei fliegender Wellensittich sich auf die Pflanze setzte und offenbar an den Blättern pickte. Er verendete unter quälenden Symptomen.

Erste Hilfe bei Vergiftungen

Bei Hautkontakt abspülen, sterile Abdeckung, unbedingt fachärztliche Behandlung. Bei innerer Aufnahme viel trinken lassen, Kohle-Aufschwemmung (10 Gramm) trinken lassen, unbedingt klinische Behandlung.

Diptam

Dictamnus albus L.
Familie: Rautengewächse (*Rutaceae*)
Volksnamen: Flammender Busch, Pfefferkraut

schwach giftig (+), stark fotosensibilisierend

Allgemeine Informationen

Diptam stammt aus Süd- und Südosteuropa. In Deutschland kommt er wildwachsend in warmen Gegenden Unterfrankens und vor allem am Kaiserstuhl vor. Bei Sonneneinstrahlung duftet er sehr intensiv und es wird behauptet, dass dieses für den Duft verantwortliche ätherische Öl Feuer fangen kann. Daher kommt der Volksname „Flammender Busch".
Außerdem wird behauptet, dass der brennende Busch, von dem die Bibel berichtet, ein Diptam gewesen sei.
Die attraktive Staude ist auch als Gartenpflanze für den Lebensbereich „Sonniger Gehölzrand" beliebt.

Inhaltsstoffe, Wirkung

Aus der Vielfalt der Wirkstoffe sind vor allem die ätherischen Öle und Furochinolinalkaloide zu nennen. Der letztgenannte Stoff ist für die fototoxische Wirkung verantwortlich.

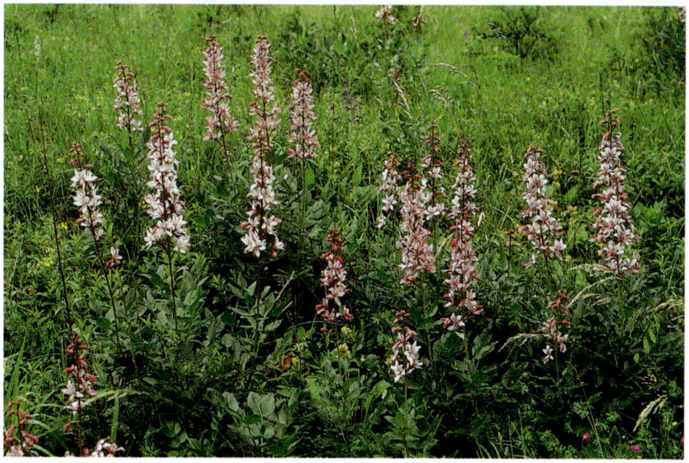

Behandlung

Nach Hautkontakt gründlich mit Wasser abspülen, bei Ekzembildung ärztliche Behandlung.

Heilkunde

Im Mittelalter war der Diptam ein Heilmittel, das bei einer Vielzahl von Erkrankungen eingesetzt wurde. Inzwischen wird er wegen problematischer Nebenwirkungen nicht mehr verwendet.

Doldenblütler (*Apiaceae*)

Allgemeine Informationen

In dieser Pflanzenfamilie gibt es hervorragende Küchenkräuter und Fruchtgewürze wie Petersilie, Kerbel, Anis, Kümmel und Koriander, die gleichzeitig altbewährte Heilpflanzen sind. Dazu kommen altbekannte Gemüse, z.B. Gelbe Rüben und Sellerie. Zu den Doldenblütlern gehören aber auch hochgiftige, wirklich gefährliche Pflanzen. Problematisch ist vor allem, dass manche der wildwachsenden Giftpflanzen leicht mit den heilsamen oder würzigen Doldenblütlern verwechselt werden können, ein Umstand, vor dem bereits Sebastian Kneipp entschieden warnt.

Als besonders gefährlich gelten der **Schierling** (*Conium maculatum* L.) **sehr stark giftig +++** und der **Wasserschierling** (*Cicuta virosa* L.) **sehr stark giftig +++**

Inhaltsstoffe, Giftwirkung

Bei beiden Arten können bereits beim Abpflücken die giftigen Alkaloide durch die Haut aufgenommen werden. Die Schierlingsgifte bewirken zunehmende Lähmung. Die tödliche Dosis des Alkaloids Coniin beträgt 0,5 bis 1 Gramm. Der Tod tritt ein durch Atemlähmung.

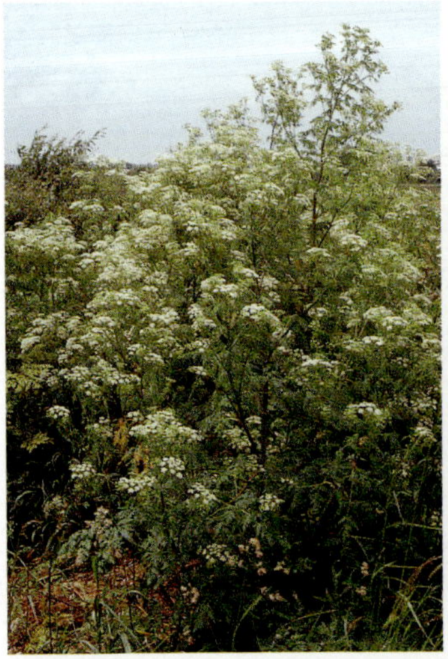 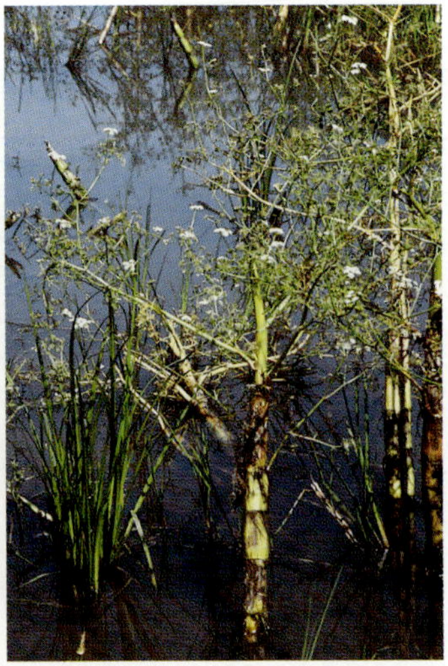

Schierling (links) und Wasserschierling (rechts).

Von Weidetieren werden die frischen Schierlingspflanzen in der Regel gemieden, getrocknetes Heu, das Schierling enthält, soll ungiftig sein.

Erste Hilfe bei Vergiftung

Kohle-Aufschwemmung (10 Gramm) trinken lassen, unbedingt klinische Behandlung, Magenspülung.

Für Weidevieh ist der **Hecken-Kälberkropf** (*Chaerophyllum temulum* L., **giftig +**), der auch Taumel-Kälberkropf genannt wird, gefährlich. Er enthält ebenfalls ein Alkaloid und ist nicht nur für Tiere, sondern auch für Menschen giftig.

Für Gartenfreunde könnte die **Hundspetersilie** (*Aethusa cynapium* L., **sehr stark giftig +++**) problematisch sein. Sie ist eine wildwachsende Pflanze, die an Wegrändern, in Gärten und in Heckenbereichen vorkommt. Früher, als es die Hundspetersilie noch recht häufig gab, wurde immer wieder von Vergiftungen berichtet. In manchen älteren Gartenbüchern wird geraten, nur krausblättrige Petersiliensorten anzubauen, weil glattblättrige Sorten leicht mit der Hundspetersilie verwechselt werden könnten. Inzwischen ist die Hundspetersilie aber so selten, dass diese Gefahr kaum noch bestehen dürfte.
Hauptinhaltsstoff ist ein Alkaloid, das dem Schierlingsgift sehr ähnlich ist. Demnach sind auch die Vergiftungserscheinungen ähnlich: Brennen im Mund, Krämpfe, Erbrechen, Bewusstseinstrübung, zuletzt Atemlähmung.

Erste Hilfe

Kohle-Aufschwemmung (10 Gramm) einnehmen lassen, unbedingt klinische Behandlung: Magenspülung.

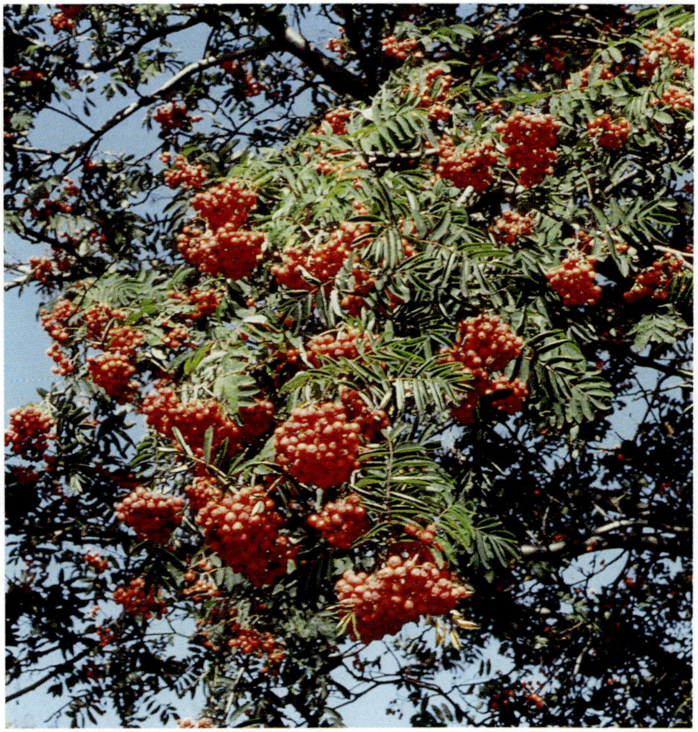

Eberesche

Sorbus aucuparia L.
Familie: Rosengewächse (*Rosaceae*)
Volksnamen: Vogelbeere, Drosselbeere

schwach giftig (+)

Allgemeine Informationen

Die Eberesche kommt wildwachsend als Pioniergehölz in Gebüschen und auf unbebautem Gelände vor. Häufig wird sie auch an Straßenrändern und im städtischen Grün gepflanzt.

Inhaltsstoffe, Giftwirkung

Hauptinhaltsstoffe sind Parasorbinsäure und Gerbstoffe. Je nach Sorte ist der Gehalt unterschiedlich. Durch Frosteinwirkung oder Kochen der Beeren werden die giftigen Inhaltsstoffe zerstört. Beim Essen roher Beeren kann es zu Erbrechen und Durchfall kommen.

Behandlung

Viel trinken lassen, bei Aufnahme einer größeren Menge Kohleaufschwemmung (10 Gramm) trinken lassen.

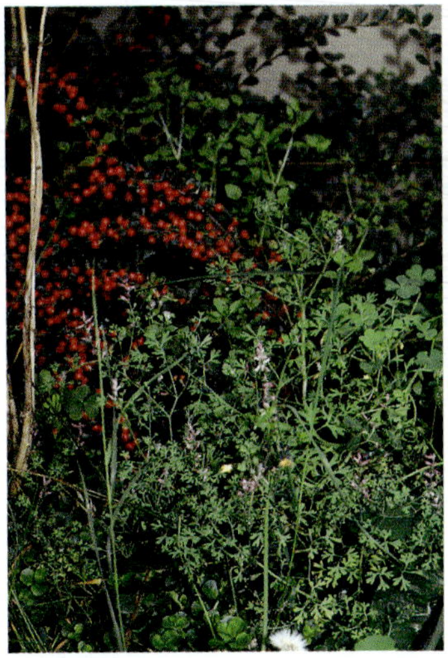

Zwergmispel.

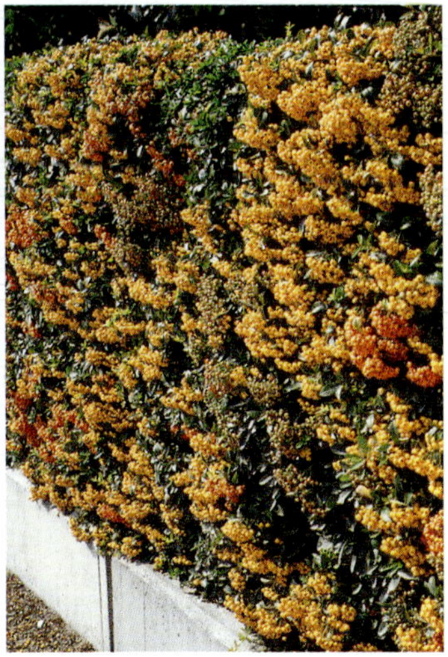

Feuerdorn.

Ähnliche Angaben über die Wirkung und Behandlung gelten für einige andere beerentragende Rosengewächse, z.B. Feuerdorn (*Pyracantha coccinea* M. Roem.). Man muss aber damit rechnen, dass besonders die Kerne, bisweilen auch das Fruchtfleisch, Blausäureglykoside enthalten.

Efeu

Hedera helix L.
Familie: Efeugewächse (*Araliaceae*)
Volksnamen: Eppich, Totenranke, Eifen

giftig +, hautreizend, mittelstark allergisierend

Allgemeine Informationen

In schattigen, luftfeuchten, frostarmen Lagen kommt der Efeu wildwachsend als Kletterpflanze in lichten Wäldern sowie an Felsen und Mauern vor. In Gärten ist er häufig als Kletterpflanze oder Bodendecker zu sehen. Efeu gibt es in mehreren Arten und vielen Sorten, die als Zimmerpflanzen verwendet werden.

Inhaltsstoffe, Giftwirkung

In allen Pflanzenteilen befinden sich mehrere Saponine, vor allem Hederin. Die schwarzen Beerenfrüchte sind besonders giftig. Bei Kindern können nach dem Verzehr von Beeren neben anderen Symptomen Übelkeit mit Erbrechen, schwere Kreislaufstörungen und scharlachähnlicher Ausschlag auftreten. Auch Todesfälle bei Kindern, die Efeubeeren verzehrt hatten, sind schon vorgekommen.
Beim Zurückschneiden des Efeus können primäre Hautreizungen auftreten, aber auch allergische Reaktionen.
Für Hühner können die Beeren ebenfalls gefährlich sein.

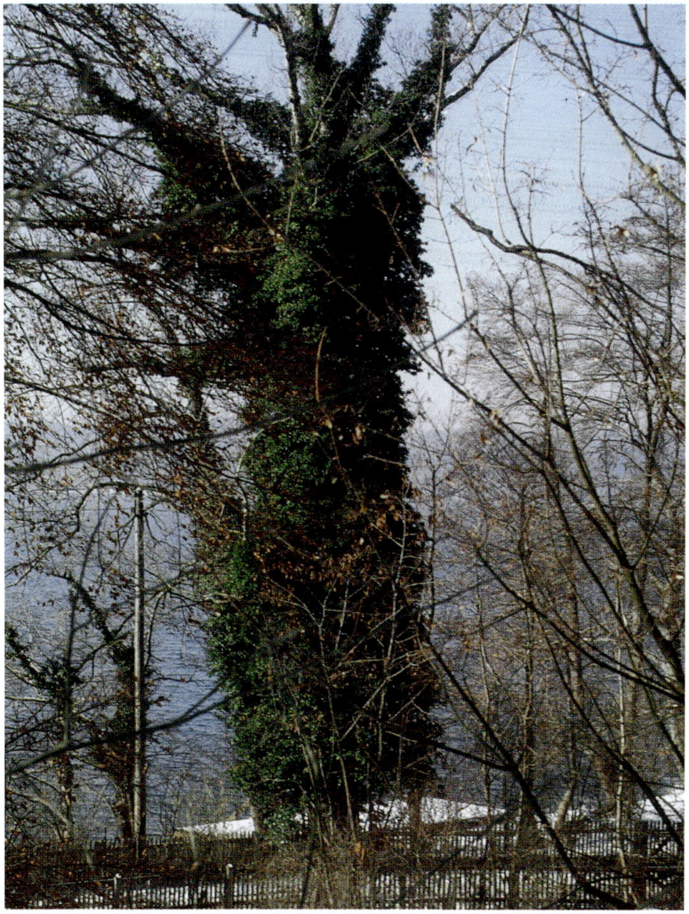

Erste Hilfe bei Vergiftung

Viel trinken lassen, Kohle-Aufschwemmung (10 Gramm) trinken lassen, ärztliche Behandlung.
Bei Hautreizungen: Abwaschen, steril abdecken.

Heilkunde

Efeu hat in verschiedenen Zubereitungsarten auf Grund seines Saponingehalts eine lange Tradition als hustenlösendes Mittel (Expektorans) bei Bronchitis, Asthma und Grippe. Von Selbstmedikation mit Tee wird aber abgeraten, es gibt bewährte Fertigpräparate. Wegen seiner antibakteriellen und fungiziden (= pilztötenden) Eigenschaften findet man Efeu in Form von Extrakten in Salben, Haarshampoos und Tinkturen.
Die Homöopathie verwendet Efeuextrakt bei bestimmten Formen von Rheuma und Schilddrüsenerkrankungen.

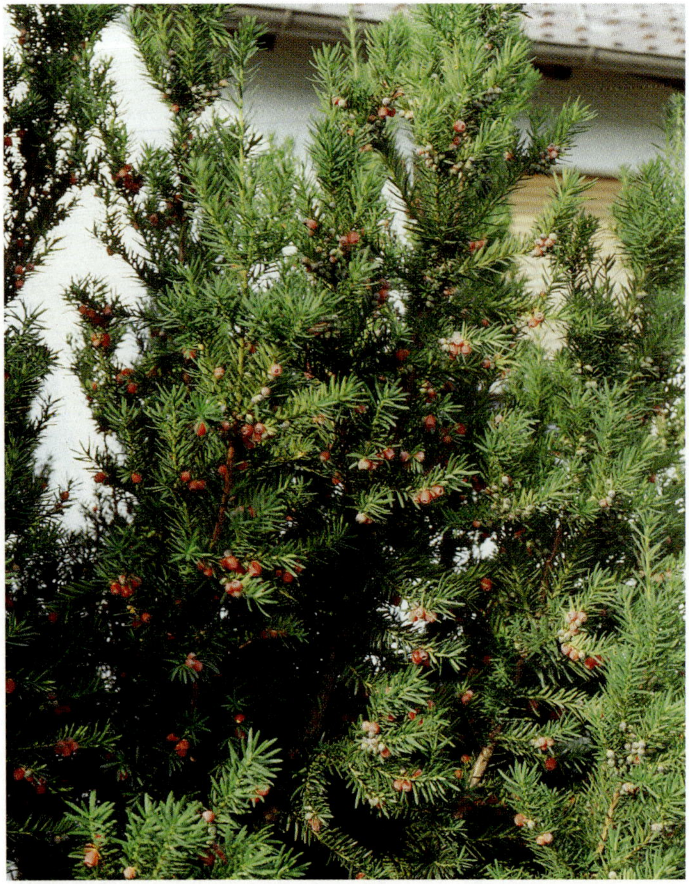

Eibe

Taxus baccata L.
Familie: Eibengewächse (*Taxaceae*)
Volksnamen: Kantelbaum, Ibe, Taxusbaum

stark giftig ++, Pollen allergisierend

Allgemeine Informationen

Die Eibe ist ein zweihäusiger Nadelbaum, der bis zu 15 Meter hoch werden kann. Sie ist ein wildwachsender Waldbaum. Heute ist sie in der Natur sehr selten, aber früher wuchs sie häufig auch an Straßenrändern. Da immer wieder Vergiftungen beim Weidevieh und bei Pferden vorkamen, wurde sie stark dezimiert (S. 20).
Eiben blühen von März bis April. Die Früchte sind leuchtend rote Beeren, die sich ab August an den Zweigen entwickeln. Für den Garten gibt es mehrere Sorten. Außer in Gärten wird sie auch auf Friedhöfen und in Parkanlagen gepflanzt. Die Eibe eignet sich als Solitär oder als Hecke und verträgt (fast) jeden Schnitt. Sie ist sehr widerstandsfähig gegen Industrie- und Autoabgase.

Inhaltsstoffe, Giftwirkung

In allen Pflanzenteilen außer im roten Beerenfleisch sind die Alkaloide Taxin und Ephedrin sowie einige Nebentoxine enthalten. Den höchsten Gehalt an Giftstoffen haben die Nadeln.
Innere Aufnahme führt nach ½ bis 1½ Stunden zu Erbrechen mit heftigen Koliken mit Durchfall, Pupillenerweiterung, Abschwächung der Herzaktion und schließlich zum Kollaps. Bei größerer Aufnahme kann es bereits nach 1½ Stunden (sonst bis zu 24 Stunden) durch Kreislauflähmung zum Tode kommen. Als tödliche Dosis gelten für Menschen 50 bis 100 Gramm der Nadeln. Spätwirkung bei Vergiftung ist Leberversagen und Störung der Blutgerinnung.
Obwohl das Beerenfleisch als „nicht giftig“ gilt, sondern nur die Kerne der Beeren giftig sind, werden in den Giftnotrufzentralen Eibenbeeren als häufigste Vergiftung gemeldet.
Für Pferde liegt die tödliche Dosis bei 0,2 bis 0,3 Gramm pro Kilogramm Körpergewicht, der Tod kann schon nach 5 Minuten eintreten. Bei Kühen und Schweinen ist die tödliche Dosis höher.

Erste Hilfe bei Vergiftungen

Kohle-Aufschwemmung (10 Gramm) trinken lassen, unbedingt ärztliche Behandlung, symptombezogen.

Heilkunde

Taxone = Wirkstoffe, die ursprünglich aus der Eibe gewonnen wurden, wirken hemmend auf die Zellteilung. Sie werden bei manchen Krebserkrankungen angewendet.

Eiche

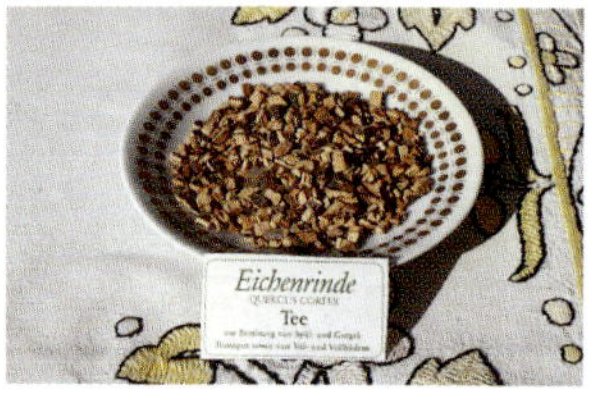

Quercus sp.
Familie: Buchengewächse (*Fagaceae*)

kaum giftig

Allgemeine Informationen, Inhaltsstoffe, Wirkung

Obwohl die Eiche eigentlich keine Giftpflanze ist, wird sie hier aufgeführt, denn bisweilen essen Kinder die Eichelfrüchte. Die Folge sind häufig Magen-Darmbeschwerden mit starken Bauchschmerzen und eventuell Fieber. Die Eiche enthält in allen Teilen Gerbstoffe in hoher Konzentration. Behandlung bei Verzehr von Eicheln: Viel trinken lassen.

Heilkunde

Die Rinde wird wegen des Gerbstoffgehaltes zur Behandlung bestimmter Hautkrankheiten verwendet.

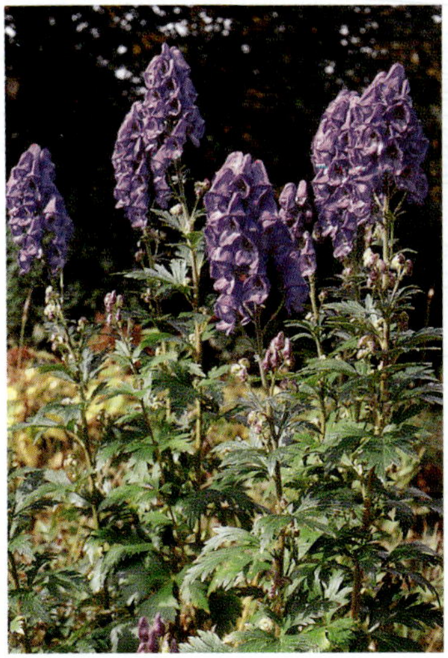

Eisenhut.

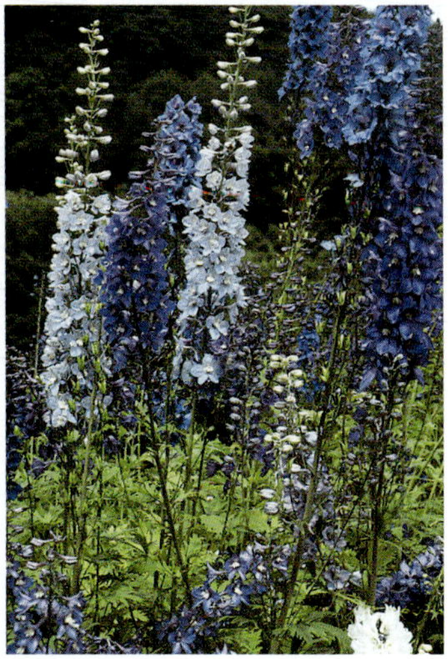

Rittersporn.

Eisenhut

Aconitum napellus L. und andere Arten
Familie: Hahnenfußgewächse (*Ranunculaceae*)
Volksnamen: Sturmhut, Giftkraut, Wolfswurz

sehr stark giftig +++

Allgemeine Informationen

Wildwachsend kommen der Gelbe, Blaue und Bunte Eisenhut auf Gebirgswiesen und an Waldrändern mit feuchten Böden vor. Die wildwachsenden Arten stehen unter Naturschutz. Für den Garten gibt es zahlreiche Varietäten. Im Altertum und Mittelalter wurden Eisenhutextrakte als Pfeilgift und als Hinrichtungstrank verwendet.

Inhaltsstoffe, Giftwirkung

Hauptwirkstoff ist das Alkaloid Aconitin. Die ganze Pflanze ist giftig, besonders Wurzel und Samen. Vergiftungserscheinungen sind Kälteempfindlichkeit, Übelkeit, Erregung, Krämpfe, Herzrhythmusstörungen und Lähmungen.
Sehr gefährlich sind auch die Knollen. 2 bis 4 Gramm gelten für Menschen als tödliche Dosis, 300 bis 400 Gramm für Pferde und Wiederkäuer. Gefährdet sind auch Hunde.
Vorsicht: Die Giftstoffe können auch durch die Haut aufgenommen werden, wenn der Saft mit zarteren Hautpartien in Berührung kommt.

Erste Hilfe bei Vergiftung

Kohle-Aufschwemmung (10 Gramm) trinken lassen, unbedingt klinische Behandlung.

Heilkunde

Die Homöopathie verwendet Zubereitungen aus dem Eisenhut vor allem bei Neuralgien, besonders Trigeminusneuralgie und grippalen Infekten.

Eine weitere sehr giftige Zierpflanze (**sehr stark giftig +++**) aus der Familie der Hahnenfußgewächse ist der **Rittersporn** (*Delphinium spp.*). Er enthält ebenfalls eine Reihe hochgiftiger Alkaloide. Die Giftwirkung ist ähnlich wie beim Eisenhut, auch die Behandlung ist die gleiche.

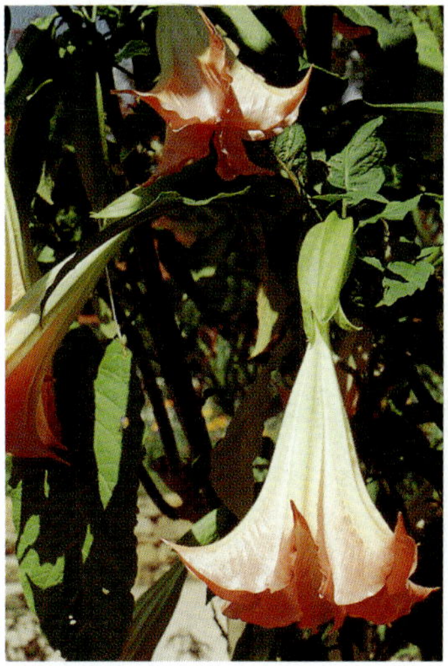

Engelstrompete.

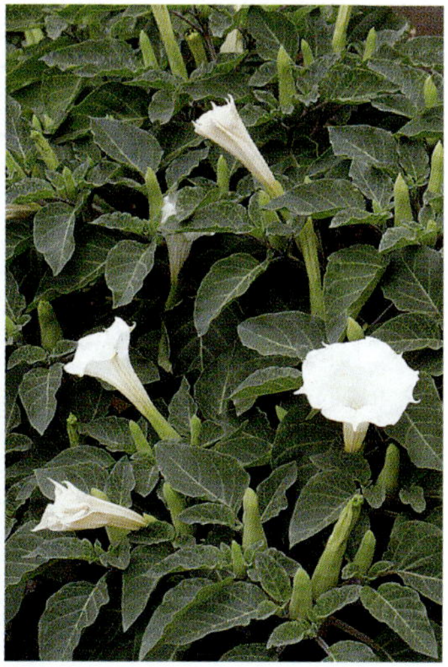

Stechapfel.

Engelstrompete

Brugmansia sp.

Stechapfel

Datura sp.
Familie: Nachtschattengewächse (*Solanaceae*)
Volksnamen: Teufelsapfel, Zigeunerapfel, Schlafkraut

beide: sehr stark giftig +++

Allgemeine Informationen

Engelstrompete und Stechapfel werden hier zusammengefasst, da sie nahe verwandt sind. Die Engelstrompete wurde früher in die Gattung *Datura* eingereiht.
Bei den Inhaltstoffen und Wirkungen gibt es weitgehende Übereinstimmungen. Die Engelstrompete ist wegen ihrer imponierenden Gestalt und ihrer eindrucksvollen Blüten eine sehr beliebte Kübelpflanze.
Die Heimat des Stechapfels ist Mexiko. Die Pflanze wurde nach Europa eingeführt und kommt bisweilen wildwachsend in der Ruderalflur (Ödlandflora) vor.

Inhaltsstoffe, Giftwirkungen

Hauptwirkstoffe sind die Alkaloide Scopolamin, Hyoscyamin und Atropin. Problematisch ist, dass Jugendliche aus den Blättern bisweilen Rauschmittel zubereiten. Schwere Vergiftungserscheinungen bis hin zu Todesfällen sind die Folge. Kleinkinder beißen bisweilen in die Stängel oder Blätter und erleiden dadurch erhebliche Vergiftungen. Schon der Duft der Blüten soll Benommenheit hervorrufen.
Die giftigen Inhaltsstoffe führen zunächst zu starker Erregung von Heiterkeit bis zu Tobsucht, später tritt die stark narkotisierende Wirkung in den Vordergrund. Die Pupillen sind stark erweitert. Mehrmalige Vergiftung führt zu geistigem Verfall.

Erste Hilfe bei Vergiftungen

Sofortige ärztliche Behandlung.

Eine weitere beliebte Zierpflanze aus der Familie der Nachtschattengewächse ist die **Brunfelsie** (*Brunfelsia pauciflora* var. *calcyna* Benth.). Auch sie enthält verschiedene Alkaloide, vor allem Manacin. Bei Vergiftung ist ebenfalls sofortige ärztliche Behandlung angezeigt.

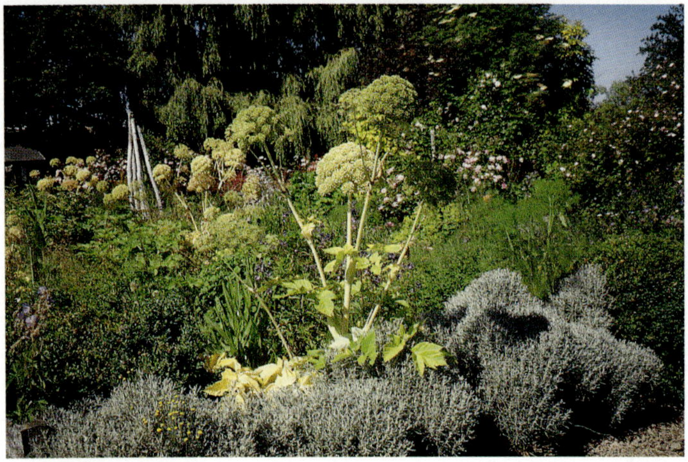

Engelwurz

Angelica archangelica L. und andere Arten
Familie: Doldengewächse (*Apiaceae*)
Volksnamen: Geistwurzel, Heiligenbitter, Brustwurzel

schwach giftig (+), fotosensibilisierend

Allgemeine Informationen

Die Engelwurz wird bis zu 3 Meter hoch. Sie wird zur Gewinnung der Wurzel für Arzneizwecke angebaut und verwildert bisweilen. Wildwachsend gibt es die Sumpf-Engelwurz (*A. palustris* Hoffm.) und die Wald-Engelwurz (*A. sylvestris* L.), auch Echte Brustwurzel genannt.

Inhaltsstoffe, Wirkung

Durch ihren Gehalt an Furocumarinen wirken die oberirdischen Teile der Angelicaarten stark fototoxisch (S. 14). Für die Giftwirkung bei Überdosierung (z.B. in früheren Zeiten als Abortivum) sind die ätherischen Öle verantwortlich. Sie können im Extremfall zur Lähmung des Zentralnervensystems führen.

Heilkunde

Zubereitungen aus der Wurzel sind in einigen Kombinationspräparaten zur Behandlung von Verdauungsbeschwerden enthalten. Volksmedizinisch hat die Wurzel einen guten Ruf zur Behandlung von Bronchitis und Lungenerkrankungen.

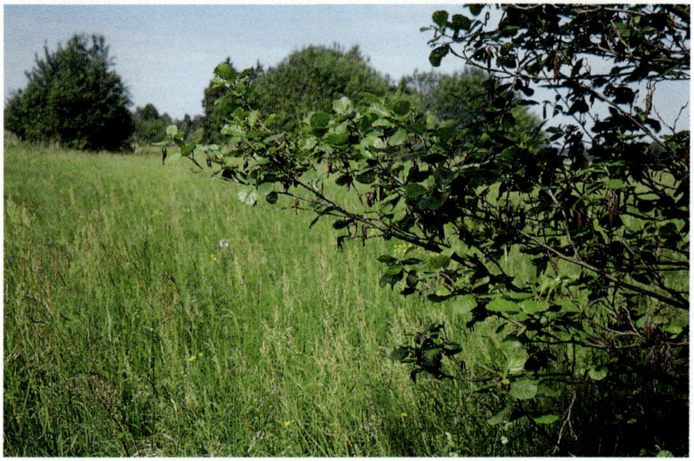

Erle

Alnus glutinosa L. und andere Arten
Familie: Birkengewächse (*Betulaceae*)

Pollen mittelstark allergisierend

Allgemeine Informationen

Die Schwarzerle wächst in Gruppen an Flussufern und in Auwäldern. Mehrere andere Erlenarten sind außerdem in Europa verbreitet.

Allergien

Ihr Blütenstaub ist an der Pollenallergie frühblühender Bäume beteiligt. Wenn eine Birken- oder Haselpollenallergie vorliegt, kommt es oft auch zur Erlenpollenallergie. Häufig treten bei betroffenen Personen außerdem Nahrungsmittelallergien gegenüber frischem Obst und Nüssen auf.

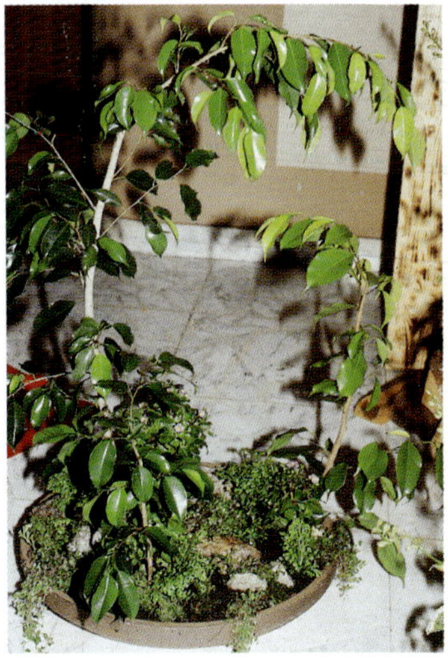

Birkenfeige.

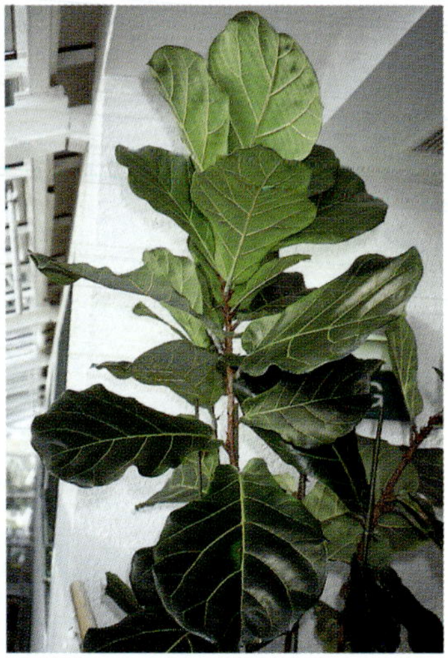

Geigenfeige.

Ficus

Birkenfeige (*Ficus benjamina* L.), Gummibaum (*Ficus elastica* Roxb.)
Familie: Maulbeerbaumgewächse (*Moraceae*)

kaum giftig, mittelstark allergisierend, hautreizend, fotosensibilisierend

Allgemeine Informationen

Verschiedene Ficusarten sind als Zimmerpflanzen sehr beliebt. Ihre Heimat ist Indien und das malayische Archipel. Besonders die Birkenfeige wird nicht nur für Wohnungen und Büros, sondern auch für Treppenhäuser und Durchgänge verwendet. In den Mittelmeerländern wachsen die süßen Feigen, die hierzulande vor allem in getrockneter Form beliebt sind.

Inhaltsstoffe, Giftwirkung, Allergien

Der Milchsaft enthält Harz, Kautschuk, Flavonoide, Proteine und Furocumarine. Letztere sind für die fotosensibilisierende Wirkung verantwortlich. Auch in den frischen Früchten sind die Furocumarine enthalten.
Eigene Erfahrung: Eine Freundin aß in Italien bei prallem Sonnenschein vom Baum frisch gepflückte Feigen. In kurzer Zeit bekam sie rund um den Mund schwere Entzündungen.
Allergien und Hautreizungen sind bei Privatpersonen selten, jedoch häufig bei beruflich exponierten Personen, also vor allem Gärtnern. Staub von Ficusarten kann bei Gärtnern eine aerogene Kontaktdermatitis (S. 14) und Augenbindehautentzündung auslösen.
Bei Kleinkindern, die Ficusblätter in den Mund steckten und kauten kam es zu Übelkeit, Bauchschmerzen und Erbrechen. Bei Haustieren, die Ficusblätter verzehren, z. B. Kaninchen, führt dies oft zum Tode.

Behandlung bei Vergiftung

Viel trinken lassen, symptombezogene ärztliche Maßnahmen.

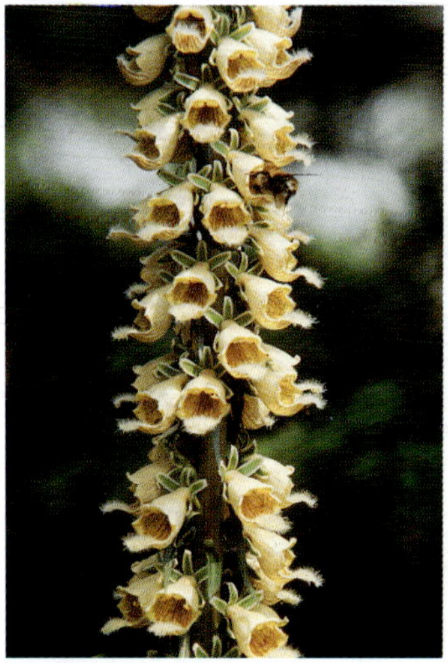

Gelber Fingerhut.

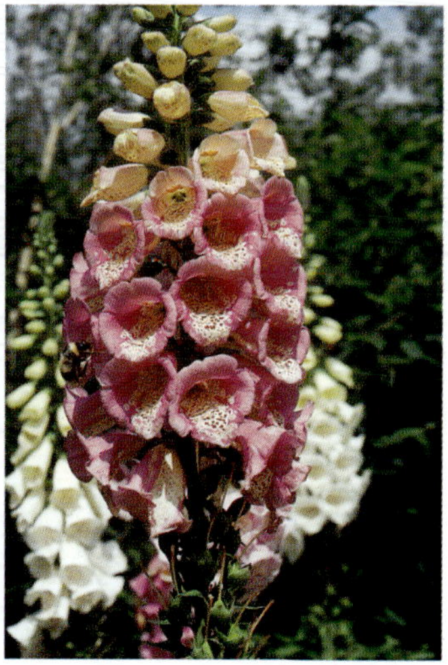

Gartensorte d. Roten Fingerhutes.

Fingerhut

Digitalis sp.
Familie: Rachenblütler (*Scrophulariaceae*)
Volksnamen: Handschuhkraut, Potschen, Unserliebenfrauenhandschuh, Waldglöckchen

sehr stark giftig +++

Allgemeine Informationen

Wildwachsend kommen in Mitteleuropa der Rote Fingerhut und die drei gelbblühenden Arten Wolliger, Großblütiger und Gelber Fingerhut vor. Alle wildwachsenden Arten stehen unter Naturschutz. Für den Garten gibt es eine Reihe von Zierformen. Die meisten sind zweijährig. Für Arzneizwecke werden vor allem der Rote Fingerhut (*D. purpurea* L.) und der Wollige Fingerhut (*D. lanata* Ehrh.) angebaut. Sie verwildern bisweilen.

Inhaltsstoffe, Giftwirkung

Die wichtigsten Inhaltsstoffe sind Herzglykoside von recht unterschiedlicher Wirkungsweise. Ihre Zusammensetzung in den verschiedenen Arten und auch je nach Standort ist sehr unterschiedlich. Eine besonders hohe Konzentration an herzwirksamen Glykosiden, die in korrekter Dosierung heilsam, in Überdosierung schädlich bis tödlich sein können, enthält der Wollige Fingerhut (*D. lanata* Ehrh.).
Vergiftungserscheinungen mit Fingerhutpflanzen sind nicht allzu häufig, weil die Giftigkeit der Pflanze allgemein bekannt ist. Allerdings ist es schon geschehen, dass im Garten die jungen, länglichen, weichhaarigen Blätter der Fingerhutrosetten mit Borretsch verwechselt wurden. Vergiftungen kommen eher durch unsachgemäße Anwendung der Digitalis-Herzmedikamente vor. Die Symptome sind unregelmäßiger Puls, Übelkeit, Erbrechen und Durchfall, heftige Leibschmerzen, Blaufärbung der Lippen, Atemnot und schließlich Herzstillstand.

Behandlung bei Vergiftung

Viel Kohle-Aufschwemmung trinken lassen, unverzügliche ärztliche Behandlung.

Heilkunde

Digitalispräparate sind in der Medizin unverzichtbar seitdem der englische Arzt William Withering um 1775 den Fingerhut in die Medizin einführte. Er verordnete ihn gegen „Wassersucht", die durch Herzschwäche entsteht. Heute zählt Digitalis zu den klassischen Herzmitteln, die bei unregelmäßiger Herztätigkeit eingesetzt werden, um den Blutumlauf im Körper zu aktivieren und krankhafte Wasseransammlungen durch Anregung der Nierentätigkeit zu verhindern.
Die Homöopathie verwendet Digitalis ebenfalls als Herzmittel, aber auch bei Depressionen, Migräne und Gelbsucht.

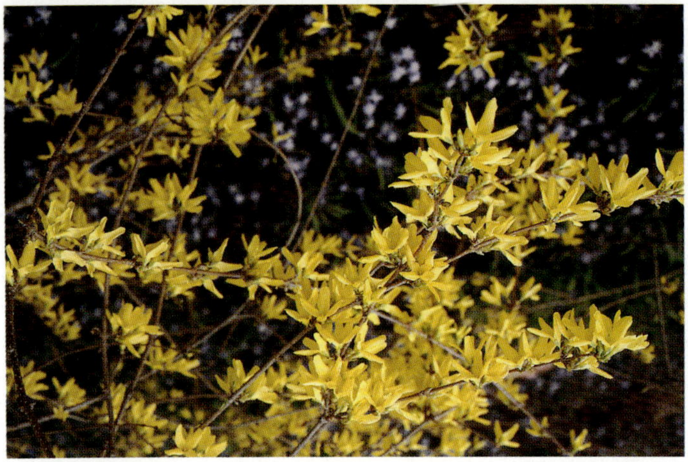

Forsythie

Forsythia sp.
Familie: Ölbaumgewächse (*Oleaceae*)
Volksname: Goldglöckchen

schwach giftig bis giftig +

Allgemeine Informationen

Die Forsythie gehört zu den häufigsten Ziersträuchern in unseren Gärten und ist deshalb auch für Kinder jederzeit erreichbar. Gartenbesitzer wissen meistens nichts von ihrer Giftigkeit und deshalb werden Kinder in der Regel nicht gewarnt.

Giftwirkung

Ihre Inhaltsstoffe sind nicht untersucht, aber wenn Kleinkinder die Blüten essen, führt dies zu Erbrechen, starken Blähungen und leichtem Fieber.

Behandlung bei Vergiftung

Viel trinken lassen.

Fußblatt

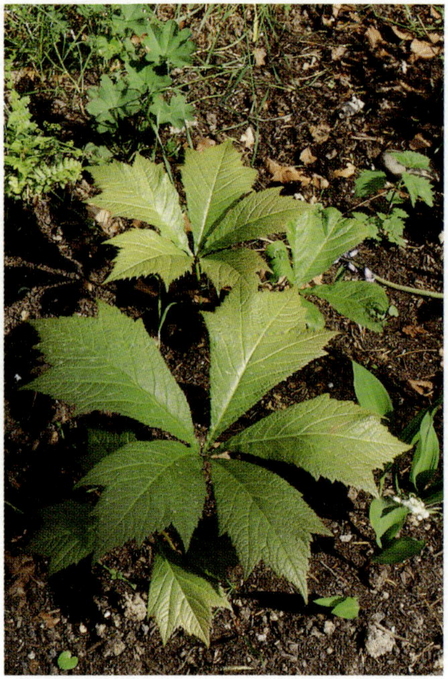

Podophyllum peltatum L.
und andere Arten
Familie: Berberitzengewächse (*Berberidaceae*)

giftig + bis stark giftig ++, hautreizend

Allgemeine Informationen

Wildwachsend kommt die Pflanze in den Wäldern Nordamerikas vor. Sie findet zunehmend als Zierpflanze Eingang in unsere Gärten, da sie auch im Halbschatten und Schatten von Gehölzen gedeiht. Sie blüht im zeitigen Frühjahr je nach Art weiß oder rosa. Die Früchte sind zitronengelbe oder rote Beeren.

Inhaltsstoffe, Giftwirkung

Wichtigster Inhaltsstoff ist das Podophyllotoxin und weitere giftige Glycoside.
In größeren Dosen führt das in der gesamten Pflanze enthaltene Gift zu blutiger Magen- und Darmschleimhautentzündung sowie blutigwässrigem Durchfall.

Erste Hilfe bei Vergiftung

Kohle-Aufschwemmung trinken lassen, viel warmen Tee trinken, zur Schockprophylaxe ärztliche Behandlung.

Heilkunde

Wegen ihrer drastisch-abführenden Wirkung wurden früher Podophyllum-Wirkstoffe medizinisch verwendet. Davon ist nach heutigen Erkenntnissen dringend abzuraten.
Die Homöopathie verwendet den Extrakt bei Gallestockung und chronischem Magen-Darmkatarrh.

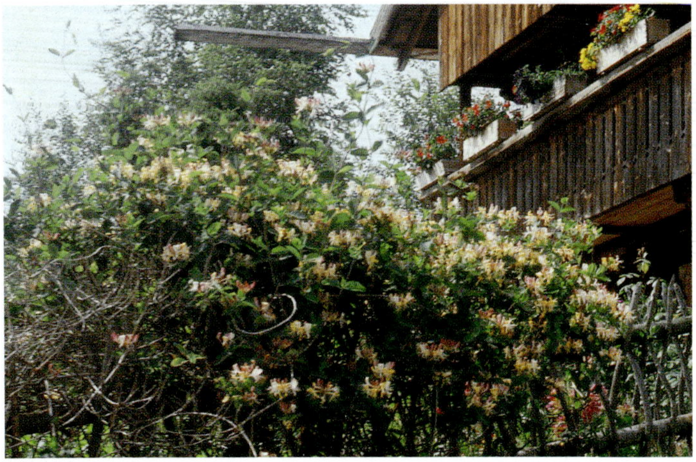

Geißblatt, verschiedene Arten

z. B. Jelängerjelieber, Gartengeißblatt, Waldgeißblatt, Schwarze und Rote Heckenkirsche, Schneebeere
Familie: Geißblattgewächse (*Caprifoliaceae*)

meist giftig +

Allgemeine Informationen

Manche Arten sind wildwachsende Sträucher oder Schlingpflanzen, manche werden in Gärten und Parks gepflanzt.

Inhaltsstoffe, Giftwirkung

Die Gefährdung geht vor allem von den Beeren aus. Sie enthalten Saponine und Blausäure abspaltende Glykoside. Über den Grad der Giftigkeit gibt es höchst unterschiedliche Aussagen.
Als Vergiftungserscheinungen treten Übelkeit, Erregung, Herzrhythmusstörungen, Durchfall und Krämpfe auf. Bei hoher Dosis kann es zu Atemlähmung kommen.
Kinder sind vor allem durch die **Schneebeere** (*Symphoricarpos albus* (L.) S. F. Blake) gefährdet, weil mit den weißen „Knallerbsen" gerne gespielt wird. Äußerlich kann es zu Entzündungen der Haut kommen, innerlich zu Schädigung der Mund- und Magenschleimhaut.

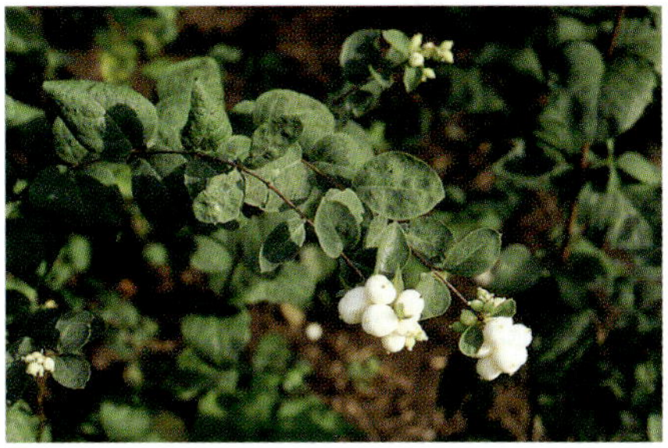

Erste Hilfe bei Vergiftung

Kohle-Aufschwemmung (10 Gramm) trinken lassen, unbedingt ärztliche Behandlung.

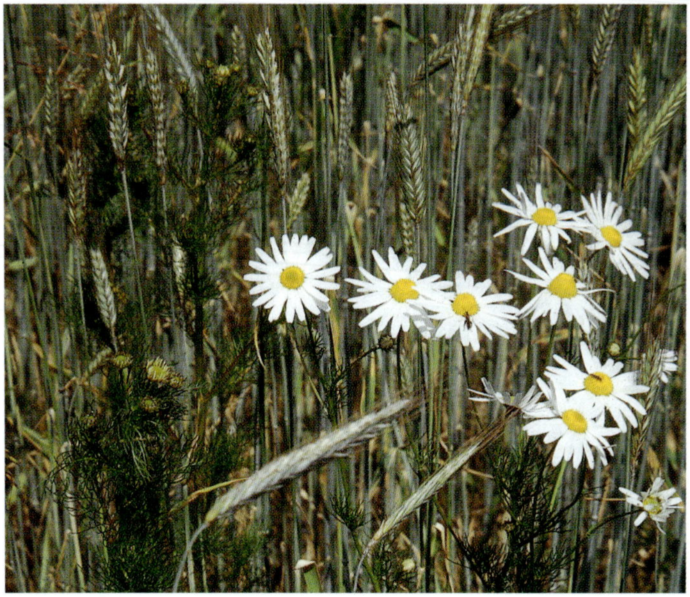

Getreide-Arten

Roggen (*Secale cereale* L.)
Weizen (*Triticum aestivum* L.)
Gerste (*Hordeum vulgare* L.)
Hafer (*Arvena sativa* L.)

alle allergisierend

Allergologische Informationen

Die Getreide-Arten können Pollenallergien, Nahrungsmittelallergien und Allergien durch Einatmen von Mehl (was bei Bäckern nicht selten vorkommt) auslösen. Besonders Gräserpollenallergiker weisen ein erhöhtes Sensibilisierungsrisiko gegen alle drei Allergieformen auf.
Bei atopischen Kindern gehört Weizen zu den häufigsten Auslösern von Nahrungsmittelallergien. Atopie ist die zusammenfassende Bezeichnung für Überempfindlichkeitsreaktionen vom Soforttyp. Sie manifestiert sich vor allem als „atopisches" Ekzem und allergischer Schnupfen. Atopische Erscheinungen kommen bei ca. 15% der Bevölkerung Mitteleuropas vor.
Die ursächliche Behandlung dieser Allergien gegenüber Getreidepollen und Getreidemehl ist verständlicherweise sehr schwierig, weil Getreideblütenstaub im Sommer zur häufigsten Pollenbelastung gehört und Getreideprodukte in außerordentlich vielen Nahrungsmitteln enthalten sind. Eine getreidefreie Diät ist nur schwierig zu erreichen.
Eine Sonderform der Getreideunverträglichkeit ist die Zöliakie, auch Sprue genannt. Hierbei handelt es sich um eine Überempfindlichkeit gegenüber Gluten (= Klebereiweiß). Schwerste Schädigungen der Dünndarmschleimhaut sind die Folge.

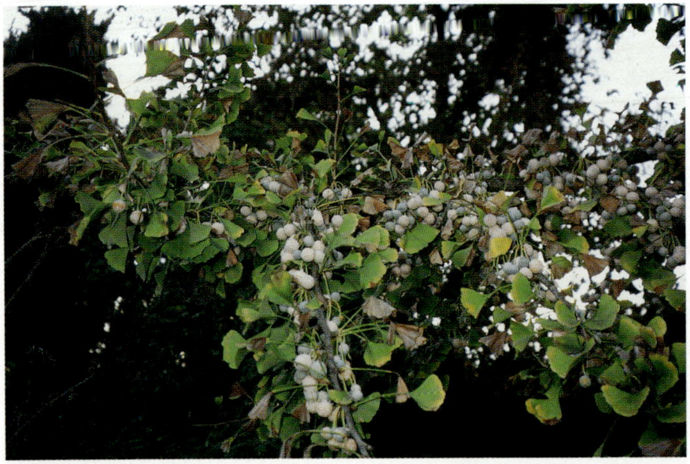

Ginkgo

Ginkgo biloba L.
Familie: Ginkgogewächse (*Ginkgoaceae*)
Volksnamen: Chinesischer Tempelbaum

Fruchtfleisch hautreizend, allergisierend, starke Sensibilisierungspotenz

Allgemeine Informationen

Die Heimat des Ginkgobaumes ist China, Japan und Korea. Er erfreut sich auch in Europa zunehmender Beliebtheit als Parkbaum und in Privatgärten.

Inhaltsstoffe, Allergien

Verschiedene Ginkgolsäuren sind bisher eindeutig als Sensibilisoren beschrieben worden. In den Blättern sind sie nur in sehr geringer Konzentration enthalten, so dass durch Kontakt mit ihnen kaum jemals Hauterscheinungen auftreten. In hoher Konzentration befindet sich der sensibilisierende Stoff im Fruchtfleisch.
In der deutschen Fachliteratur wird über Allergien gegen Ginkgo nur selten berichtet. Sehr häufig hingegen kommen entsprechende Informationen aus Ostasien, weil dort aus der fleischigen Außenhülle der Ginkgofrüchte Marmelade zubereitet wird und die gerösteten Samenkerne verzehrt werden. Bei Fernreisen nach Ostasien und auch nach Amerika, wo chinesische und japanische Restaurants häufig zu finden sind, wäre bei entsprechenden Gesundheitsstörungen auch an eine Allergie gegen Ginkgoprodukte zu denken.

Heilkunde

Extrakt und Tabletten aus Ginkgoblättern gehören zu den besonders beliebten Arzneimitteln gegen arterielle Durchblutungsstörungen des Gehirns, vor allem bei Gedächtnisstörungen, Alzheimer-Krankheit und Tinnitus. Zahlreiche Kosmetikprodukte enthalten ebenfalls Ginkgoextrakte.

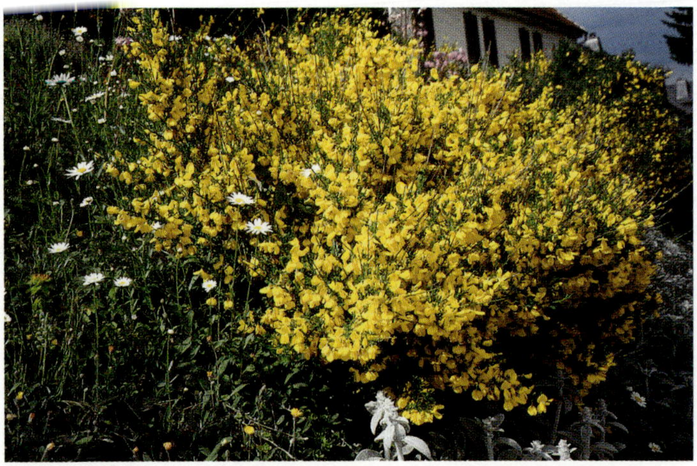

Ginster

Färberginster (*Genista tinctoria* L.), Besenginster (*Cytisus scoparius* L.) und andere Arten
Familie: Schmetterlingsblütler (*Fabaceae*)

die meisten Arten stark giftig ++

Allgemeine Informationen

Mehrere Ginsterarten kommen wildwachsend in trockenen, lichten Wäldern und auf Magerrasen vor. Verschiedene Gartenformen eignen sich gut für problematische Plätze, z.B. in sonnigen Hanglagen.

Inhaltsstoffe, Giftwirkung

Mehrere Alkaloide sind bekannt, die Halluzinationen, Krämpfe und schließlich Atemlähmung hervorrufen können.

Erste Hilfe bei Vergiftung

Kohle-Aufschwemmung (10 Gramm) trinken lassen, viel warmen Tee oder Himbeersaft trinken lassen, unbedingt ärztliche Behandlung.

Heilkunde

Bereits P. A. Matthiolus (1500-1577) empfahl den Besenginster als Blutreinigungsmittel und bei Herzbeschwerden. Auch heute noch werden Präparate und die Droge (= die getrocknete Pflanze) bei Herzrhythmusstörungen und niedrigem Blutdruck angewendet. Auf keinen Fall darf die Pflanze eingenommen werden, wenn erhöhter Blutdruck vorliegt. Bei unsachgemäßer Anwendung der Droge ist es schon zu Todesfällen gekommen.
Die Homöopathie verwendet Besenginster bei Herzrhythmusstörungen und Hauterkrankungen.

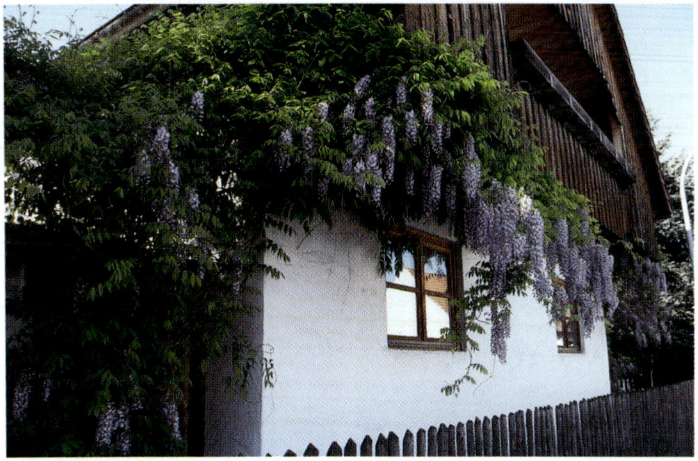

Glycinie

Wistera sinensis (Sims.)
Familie: Schmetterlingsblütler (*Fabaceae*)
Volksnamen: Blauregen, Glycine

giftig +

Allgemeine Informationen

Die Heimat dieser Kletterpflanze ist China. In Europa wird sie in Gärten, Höfen und Anlagen gepflanzt. Die Früchte sind bis zu 15 cm lange, ledrige, dicht behaarte Hülsen.

Inhaltsstoffe, Giftwirkung

Wistarin soll ähnlich wie das Cytisin des Goldregens wirken, ist aber nicht ganz so giftig. Dazu kommt ein giftiges Harz, in den Blättern ist Allantoinsäure enthalten. Offenbar ist der Giftgehalt stark schwankend. Die Inhaltsstoffe bewirken Magenbeschwerden, Erbrechen, Durchfall und Kreislaufstörungen bis zum Kollaps.

Erste Hilfe bei Vergiftung

Kohle-Aufschwemmung (10 Gramm) trinken lassen, viel warmen Tee oder Himbeersaft trinken lassen, ärztliche Behandlung.

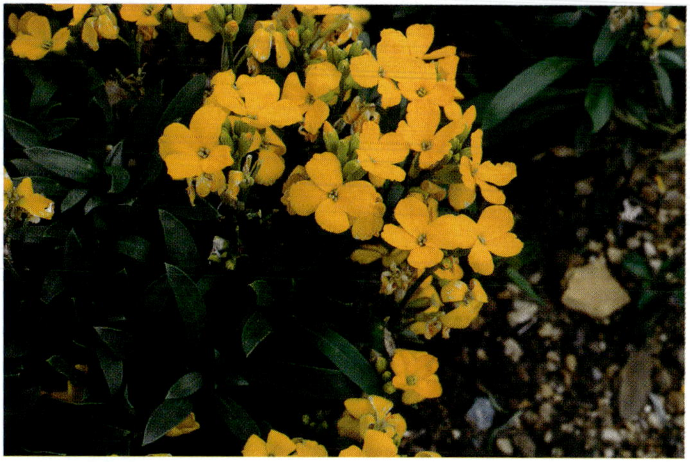

Goldlack

Erysimum cheiri L.
Familie: Kreuzblütler (*Brassicaceae*)

stark giftig ++

Allgemeine Informationen

Goldlack ist eine sehr traditionsreiche Gartenpflanze. Im antiken Rom wurden Altäre mit seinen angenehm nach Honig duftenden Blüten geschmückt und bereits im 12. Jahrhundert blühte er in den deutschen Bauerngärten. Er ist meistens zweijährig und wird in zahlreichen Sorten angeboten.

Inhaltstoffe, Giftwirkung

Das Cheirotoxin und andere giftige Herzglykoside haben eine Wirkung, die mit den Fingerhut-Inhaltsstoffen vergleichbar sind.

Erste Hilfe bei Vergiftung

Kohle-Aufschwemmung (10 Gramm) trinken lassen, unbedingt ärztliche Behandlung.

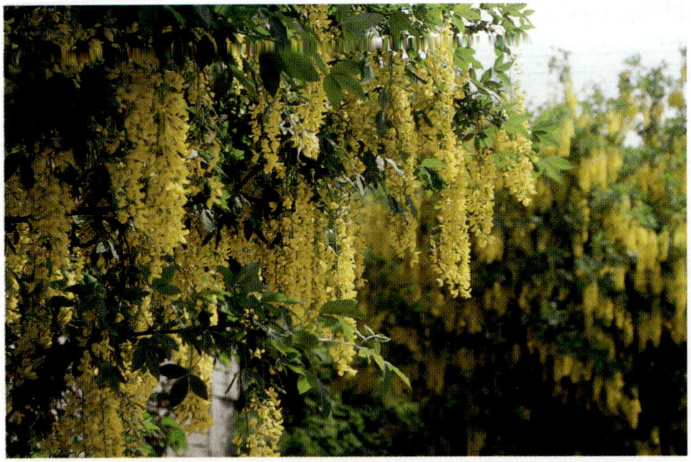

Goldregen

Laburnum anagyroides Medik.
Familie: Schmetterlingsblütler (*Fabaceae*)
Volksnamen: Bohnenbaum, Goldrausch, Gelbstrauch

sehr stark giftig +++

Allgemeine Informationen

Wildwachsend kommt der Goldregen in Süd- und Südosteuropa vor. Hierzulande ist er ein beliebter Garten- und Parkstrauch.
Die ganze Pflanze ist giftig, vor allem die bohnenähnlichen Schoten. Für Kleinkinder liegt die tödliche Dosis bei 3 bis 4 Schoten. Goldregen gehört zu jenen Giftpflanzen, bei denen besonders häufig Vergiftungen auftreten. Auch Pferde sind sehr empfindlich gegenüber dem Gift, Kühe dagegen weniger. Aber in der Fachliteratur wird berichtet, dass bei Menschen Sekundärvergiftungen auftreten können, wenn sie Milch von Kühen tranken, die Goldregenschoten verzehrt hatten.

Inhaltsstoffe, Giftwirkung

Giftige Inhaltsstoffe sind mehrere Alkaloide, Hauptalkaloid ist das Cytisin. Die Vergiftungserscheinungen setzen meistens bereits nach einer Viertelstunde ein, selten später als eine Stunde: Brennen im Mund und Rachen, Speichelfluss, Durst, Würgen und Erbrechen. Bedingt durch die Wirkung aufs Gehirn wird oft stundenlanges blutiges Erbrechen ausgelöst. Der Tod tritt nach zunehmender Lähmung und schließlich Atemlähmung ein.

Erste Hilfe bei Vergiftung

Sofortige ärztliche Behandlung, Kohle-Aufschwemmung (10 Gramm) trinken lassen.

Gräser (Familie: *Poaceae*)

schwache bis starke Sensibilisierungspotenz

Allgemeine Informationen

Die Allergie gegen Gräserpollen ist in Mitteleuropa während der Sommermonate die am häufigsten vorkommende Allergie vom Soforttyp. Etwa 60–70 % der Pollenallergiker sind gegenüber Gräserpollen sensibilisiert. Die Folgen sind „Heuschnupfen“ oder „Heuasthma“.

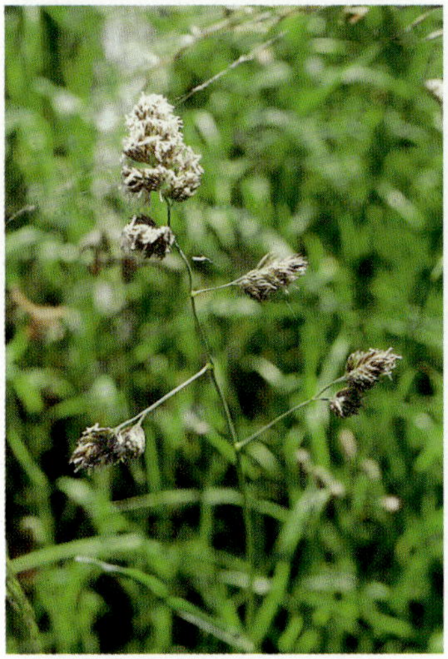
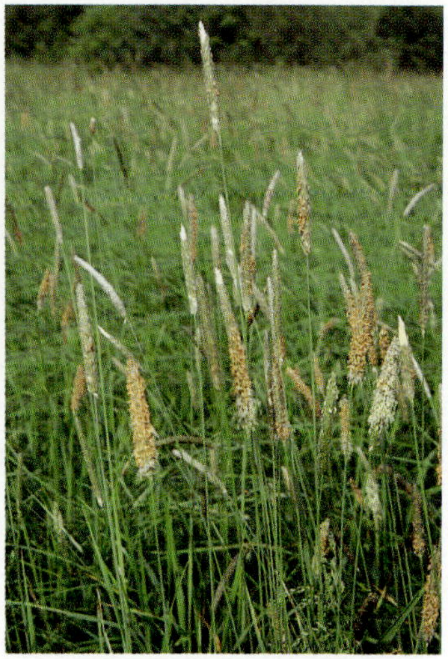

Häufig sind Allergiker gegen die Pollen mehrerer Grasarten sensibilisiert, wie z. B. Knäuelgras (oben links), Lieschgras (oben rechts), Wiesenfuschsschwanz (unten links) und Taumellolch (unten rechts).

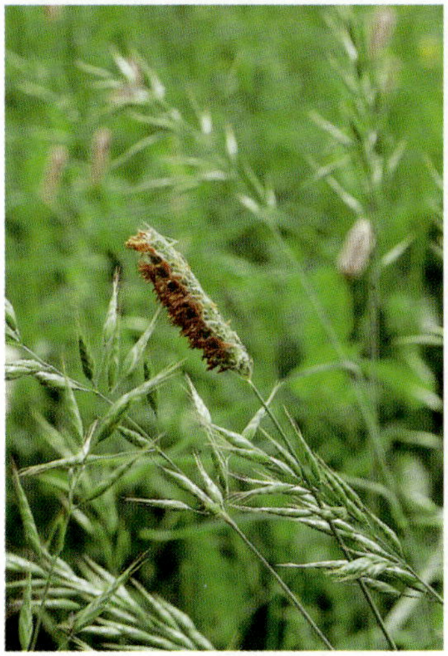
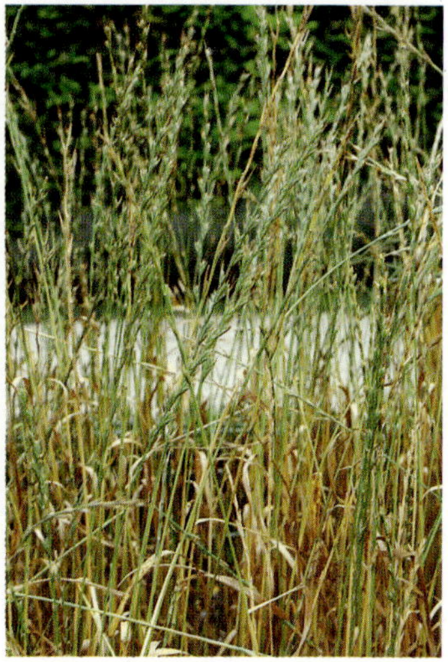

Einige wichtige, weitverbreitet vorkommende Gräser, die häufig Allergien erzeugen:

Weißes Straußgras (*Agrostis stolonifera* L.), Wiesenfuchschwanz (*Alopecurus pratensis* L.), Wohlriechendes Ruchgras (*Anthoxantum odoratum* L.), Glatthafer (*Arrhenatherum elatius* P.Beauv.), Kammgras (*Cynosurus cristatus* L.), Knäuelgras (*Dactylis glomerata* L.), Wiesenschwingel (*Festuca pratensis* Hud.), Lolch = Englisches Raygras (*Lolium perenne* L.), Wiesenlieschgras = Katzenschweif (*Phleum pratense* L.), Wiesenrispengras (*Poa pratensis* L.).
Manche dieser Gräser spielen eine wichtige Rolle in der Grünlandwirtschaft, manche sind in der Ruderalflora, z. B. an Straßen- und Wegrändern, weit verbreitet.
Sehr häufig bestehen Kreuzallergien untereinander oder zu Getreidepollen, außerdem auch zu Kirsche, Pfirsich, Pflaume und anderen Allergenen.
Gräser sind nur selten giftig. Ein Beispiel für ein schwach giftiges Gras ist das Wohlriechende Ruchgras (*Anthoxantum odoratum* L.). Es enthält Cumaringlykosid, das beim Welken des Grases Cumarin abspaltet und so den typischen Heuduft erzeugt. Es dürfte neben anderen krautigen Pflanzen auch für die „Wiesengräserdermatitis“ genannte Fotosensibilisierung verantwortlich sein (S. 14). Für Kleintiere ist das frische Ruchgras giftig. Ein weiteres Beispiel ist der Taumellolch (*Lolium temulum* L.). Ob der giftige Inhaltsstoff Temulin von der Pflanze selbst oder von dem Pilz *Endoconidium temulentum* Prill et Del. stammt, mit dem der Taumellolch oft infiziert wird, ist nicht bekannt.

Hahnenfuß, Scharfer

Ranunculus acer L. und andere Hahnenfußarten
Familie: Hahnenfußgewächse (*Ranunculaceae*)

giftig +, hautreizend, Pollen allergisierend

Allgemeine Informationen

Die große Familie der Hahnenfußgewächse ist ein Beispiel dafür, dass botanisch verwandte Pflanzenarten sehr ähnliche Inhaltsstoffe besitzen, so dass man in diesem Fall die ganze Familie als „giftig“ bezeichnen muss. Der Scharfe Hahnenfuß kommt wildwachsend oft in großen Beständen in Wiesen vor. Alle Pflanzenteile sind giftig, besonders die Wurzeln. Gefährdet sind eventuell Kinder, die Blumensträuße pflücken. Hierbei können vor allem Hauterscheinungen auftreten.
Frischer Hahnenfuß ist in größerer Menge auch für weidende Tiere giftig, im Heu hingegen offenbar nicht.
Als Wildkräuter kommen im Garten nicht selten der Kriechende und der Knollige Hahnenfuß (*R. repens* L. und *R. bulbosus* L.) vor. Menschen mit empfindlicher Haut sollten beim Jäten Handschuhe tragen.
Mehrere Hahnenfußarten wurden früher von Bettlern benutzt, um sich mit dem scharfen Saft mitleiderregende Wunden und Geschwüre an sichtbaren Körperstellen beizubringen. Daher haben Scharfer, Kriechender, Knolliger und Gift-Hahnenfuß auch den Volksnamen „Bettler-Hahnenfuß“.

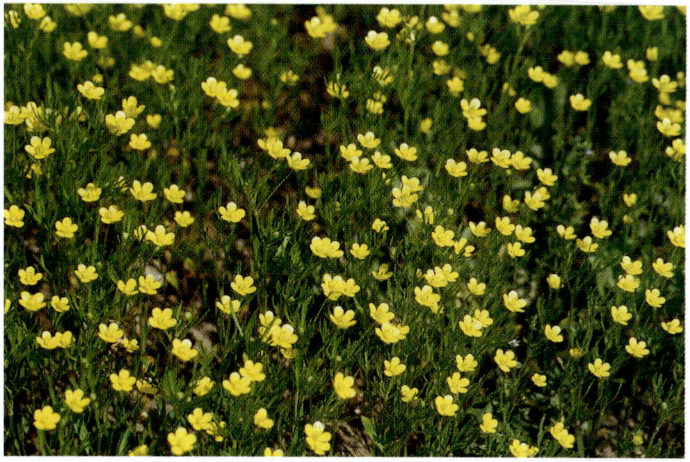

Unter Sträuchern wächst häufig im zeitigen Vorfrühling das **Scharbockskraut** (*Ranunculus ficaria* L.). Seine frischen Blätter wurden früher als Heilmittel gegen Scharbock = Skorbut verwendet. Dabei handelt es sich um eine Erkrankung, die seinerzeit durch Vitamin-C-Mangel ab dem Spätwinter bis zur Ernte von frischem Gemüse weit verbreitet war. Nach heutigen Erkenntnissen ist von der Verwendung des Scharbockskrautes für Salate und andere Speisen wegen eventueller Leberschädigung abzuraten.

Auf feuchten Wiesen wachsen oft in größeren Beständen zwei weitere Hahnenfußgewächse, nämlich die unter Naturschutz stehende **Trollblume** (*Trollius europaeus* L) und die **Sumpfdotterblume** (*Caltha palustris* L.). Die Knospen der Sumpfdotterblume (**giftig +**), werden gemäß dem Trend zur Verwendung einheimischer und naturnaher Produkte bisweilen als Kapernersatz in Beize eingelegt. Nach heutigen Erkenntnissen ist davon abzuraten. Im Garten wird nicht selten der **Winterling** (*Eranthis hyemalis* (L.) Salisb.) gepflanzt, der schon im Spätwinter blüht. Er wird als stark giftig (++) eingestuft.

Inhaltsstoffe, Giftwirkung

Wichtigster Inhaltsstoff der Hahnenfußgewächse ist das Alkaloid Protoanemonin, dazu kommen Saponine und Glykoside, vor allem Anemol.
Auf der Haut kommt es bei Berührung mit dem Saft zu Rötung, Schwellung, Blasen und Geschwürbildung. Dies sind primär irritative Reaktionen, also nicht allergisch bedingt.
Bei innerer Aufnahme von Pflanzenteilen der Hahnenfußgewächse kommt es zunächst zu Brennen im Mund und Rachen, Magen- und Leibschmerzen, Erbrechen, zuerst Erregung, dann Lähmung des Zentralnervensystems, Übelkeit, Atemlähmung und Nierenschädigung.
Pollen der Hahnenfußgewächse können allergische Reaktionen vom Soforttyp an den Augen und der Nasenschleimhaut hervorrufen.

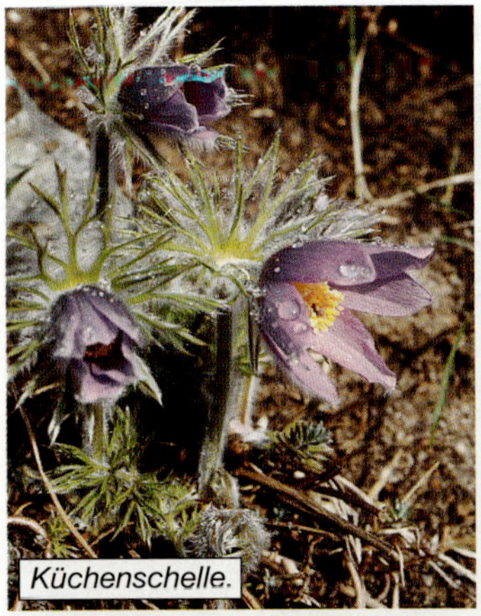
Küchenschelle.

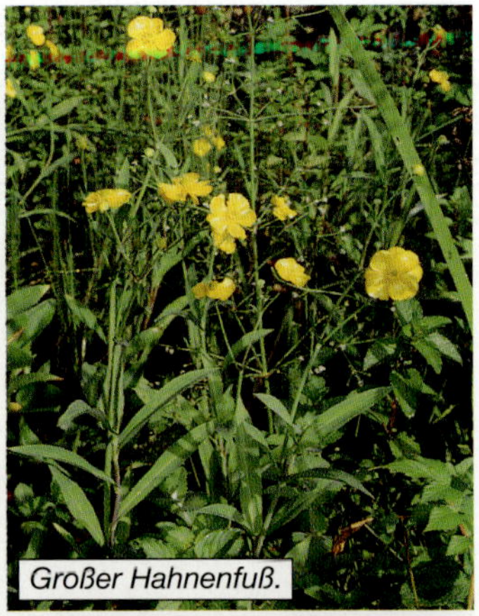
Großer Hahnenfuß.

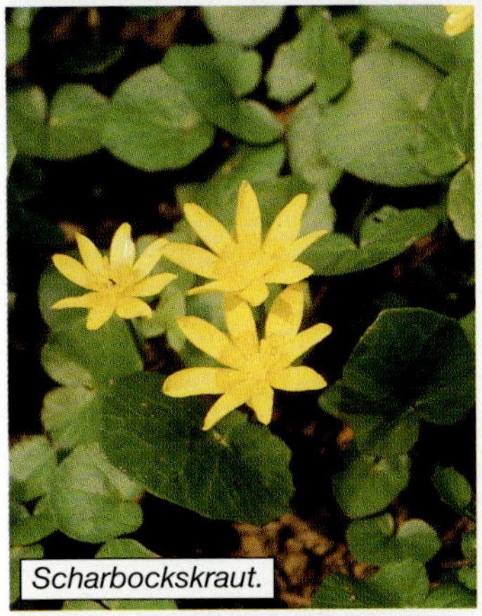
Scharbockskraut.

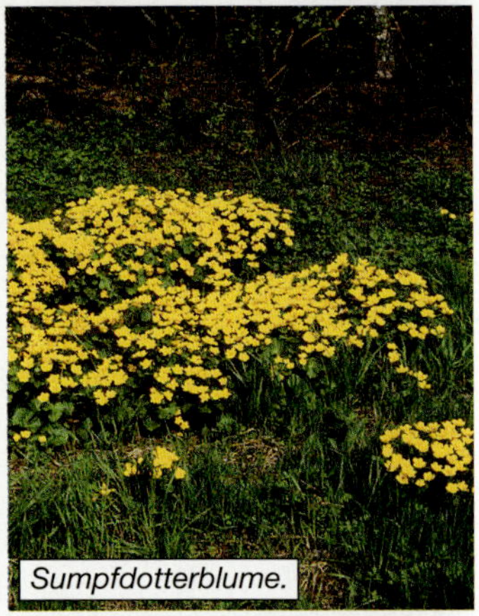
Sumpfdotterblume.

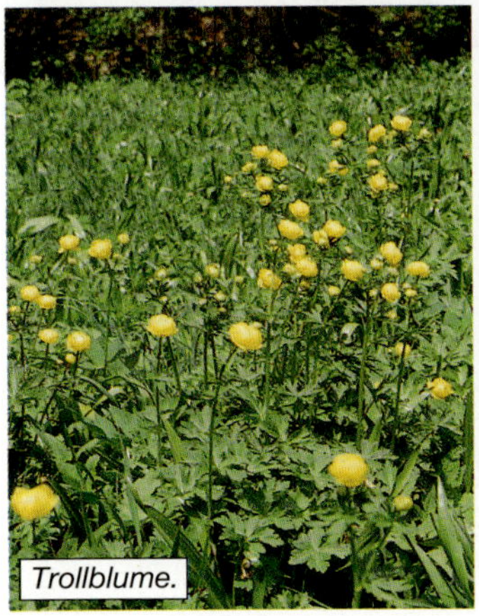
Trollblume.

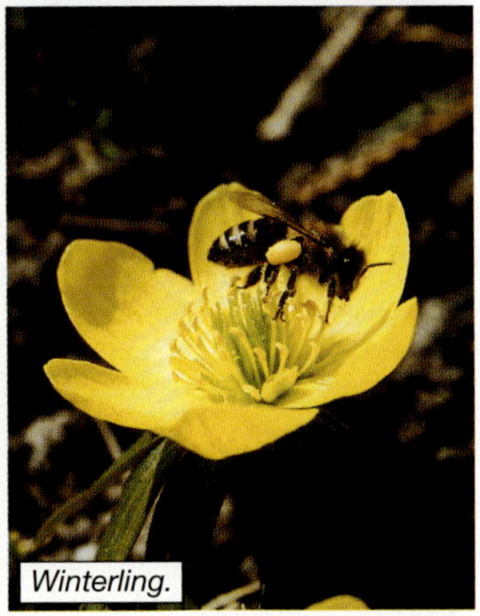
Winterling.

Weitere Beispiele für giftige Hahnenfußgewächse sind Küchenschelle (*Pulsatilla sp.*), Christrose (S. 33), Eisenhut (S. 41) und Clematis (S. 35).

Behandlung bei Vergiftung mit einem Hahnenfußgewächs

Kohle-Aufschwemmung (10 Gramm) trinken lassen, viel warmen Tee trinken lassen.
Blasen und Geschwüre auf der Haut steril abdecken, fachärztliche Behandlung.

Heilkunde

Die Homöopathie verwendet Ranunculus gemäß dem Grundsatz „Gleiches mit Gleichem behandeln" bei Hautkrankheiten, z. B. Herpes und Geschwüren.

Hanf

Cannabis sativa L. var. *indica*
Familie: Hanfgewächse (*Cannabaceae*)

giftig +, hautreizend, allergisierend

Allgemeine Informationen

Die Heimat der Hanfpflanze sind Indien und der Iran. Hanf wurde früher auch bei uns feldmäßig vor allem zur Fasergewinnung angebaut. In Gärten pflanzte man ihn bisweilen als raschwüchsige Zierpflanze. Die weibliche Pflanze wird bis zu 4 Meter hoch. Immer wieder hört und liest man von Haschischkonsumenten, die Hanf im Zimmer oder Gewächshaus heranziehen. Dies ist selbstverständlich verboten.

Inhaltsstoffe, Giftwirkung

Die Wirkstoffe sind rauscherzeugend und werden Cannabinoide genannt. Ihre Menge und damit die berauschende Wirkung hängen von der Intensität der Sonneneinstrahlung ab. Hierzulande angebauter Hanf hat in der Regel wegen des geringeren Wirkstoffgehaltes nur abgeschwächte Wirkungen.
Das Rauschgift wird auf dem illegalen Markt in zwei Formen angeboten. Getrocknete Blätter und Blüten der weiblichen Pflanzen heißen Marihuana. Sie werden wie Tabak geraucht. Bei weitem intensiver wirkt das getrocknete Harz aus den Drüsenhaaren der Blütenspitzen, Haschisch genannt. Haschisch wird pur in der Pfeife geraucht oder gemischt mit Tabak, den sogenannten Joints.
Als Rauschwirkung wird Wohlbehagen und ein Gefühl des Schwebens mit intensiven Musik- und Farberlebnissen geschildert. Als unerwünschte Nebenwirkungen können Blutdruckabfall, Kollapsneigung, Depression und Angst auftreten. Zu einer körperlichen Abhängigkeit kommt es nicht, jedoch zu einer intensiven psychischen Abhängigkeit. Eine große Gefahr ist das „Umsteigen" auf Heroin, gemäß dem sehr gefährlichen Slogan „Heroin hält, was Haschisch verspricht" [Literatur 6, S. 79 ff.].

Behandlung bei Vergiftung

Kohle-Aufschwemmung (10 Gramm) trinken lassen, beruhigen, bei größerer Giftaufnahme klinische Behandlung.
Die Pflanzen wirken auch unmittelbar hautreizend, der eingeatmete Staub wirkt allergisierend.

Heilkunde

Die Homöopathie verwendet Cannabis bei schmerzhaften Harnblasenkrämpfen.

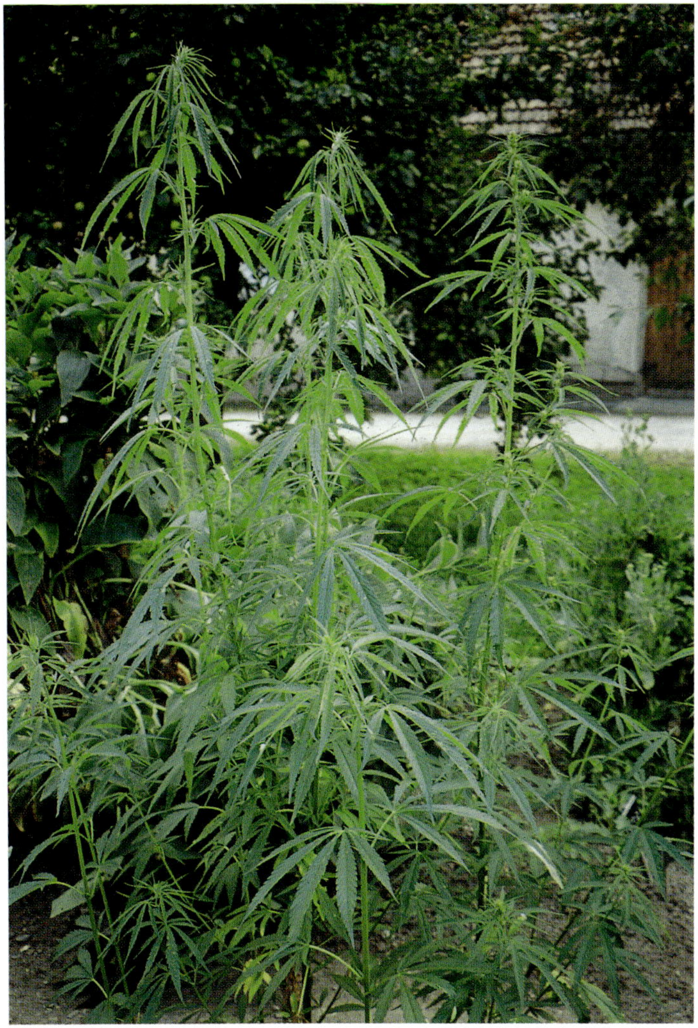

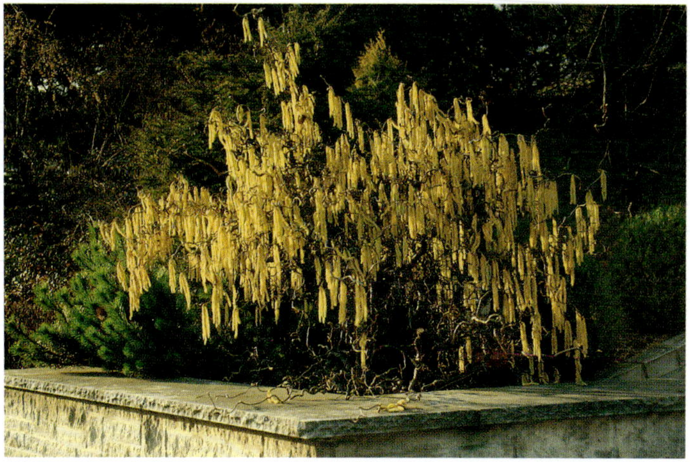

Hasel

Corylus avellana L.
Familie: Birkengewächse (*Betulaceae*)

Pollen und Nüsse allergisierend

Allgemeine Informationen

Der Haselstrauch ist auf der Nordhalbkugel in der gesamten gemäßigten Zone wildwachsend verbreitet. In Europa wird er seit dem 17. Jahrhundert in größeren Kulturen angebaut. Die Früchte werden frisch verwendet sowie auch für Konditoreierzeugnisse und in der Schokoladenindustrie.

Inhaltsstoffe, Allergisierung

Sowohl in den Pollen als auch in den Nüssen wurden mehrere Proteine als Allergene nachgewiesen. Nach Birkenpollen gelten Haselpollen als zweitwichtigstes Allergen für Heuschnupfen und allergisches Asthma. Die Allergene in den Nüssen sind hitzestabil, so dass die Allergenität auch nach dem Kochen und Backen erhalten bleibt. Die Allergenität der Haselnuss ist so stark, dass unter Umständen bereits dann schwere allergische Reaktionen auftreten, wenn der Gehalt an Haselnuss in Schokolade oder dergleichen unterhalb der Deklarationsgrenze (= 5 %) liegt. Die Nuss-Sensibilisierung zeigt sich häufig als Entzündung von Mund, Rachen, Speiseröhre und Luftröhre. Nicht selten tritt auch Asthma auf.
92 % der Birkenpollenallergiker, die gleichzeitig eine Apfelallergie aufweisen, haben auch eine Haselnussallergie. Häufig treten auch Allergien gegenüber anderen Obst- und Nussarten auf, bisweilen auch gegenüber Gelben Rüben, Sellerie und Kartoffeln.

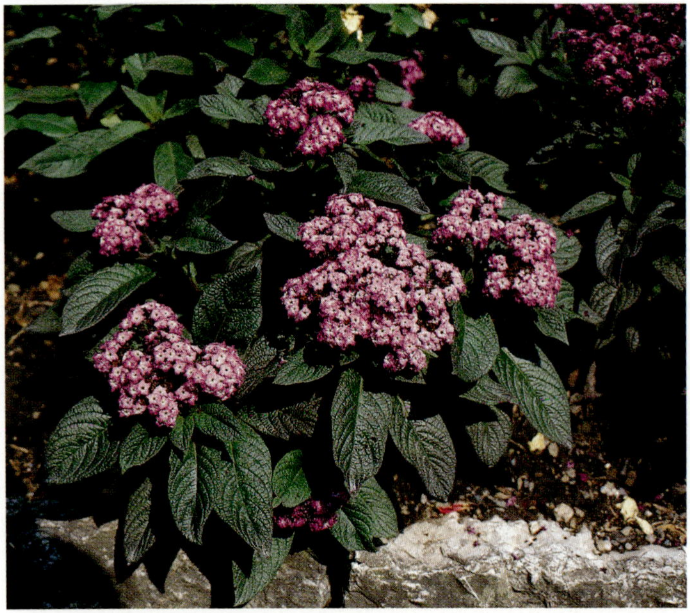

Heliotrop

Heliotropium arborescens L.
Fam: Raublattgewächse (*Boraginaceae*)
Volksnamen: Sonnenwende, Vanilleblume

giftig +

Allgemeine Informationen

Heliotrop ist ein Halbstrauch mit dichten blauen oder rosafarbenen Blütenständen. Er ist als Zierpflanze im Garten oder in Blumenkästen sehr beliebt. Eine in wärmeren Lagen Mitteleuropas vorkommende Art ist die Europäische Sonnenwende (*Heliotropium europaeum* L.).

Inhaltsstoffe, Giftwirkung

Vergiftungen sind zwar selten, aber gefährlich. Die Pflanze enthält mehrere Alkaloide, auch Pyrrolizidin-Alkaloide. Das Hauptalkaloid Cynoglossin steigert die Herzfrequenz, erweitert die Pupillen, lähmt das Atemzentrum und kann Herzstillstand hervorrufen. Aus Australien wird berichtet, dass es immer wieder schwere Verluste an Rindern, Pferden und Schafen gibt, die wildwachsenden Heliotrop verzehren.

Erste Hilfe bei Vergiftung

Sofort Kohle-Aufschwemmung (10 Gramm) trinken lassen, bei Aufnahme einer höheren Dosis sofort ärztliche Behandlung.

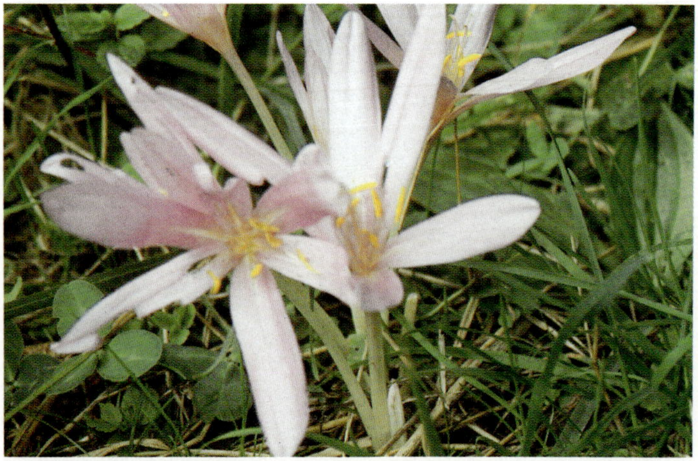

Herbst-Zeitlose

Colchicum autumnale L.
Familie: Zeitlosengewächse (*Colchicaceae*)
Volksnamen: Ägidbleaml, Gichtkrokus, Katharinenblume, Nackte Hure

sehr stark giftig +++

Allgemeine Informationen

Die Herbst-Zeitlose ist eine ausdauernde Knollenpflanze, die in Süd-, West- und Mitteleuropa auf feuchten Wiesen wächst. Das besondere an ihr ist, dass im Herbst, zur Blütezeit der Pflanze, keine Blätter vorhanden sind. Diese kommen im zeitigen Frühjahr. Das Problem an ihr ist, dass sie Bärlauchblättern sehr ähnlich sehen, so dass es bisweilen zu Verwechslungen kommt.

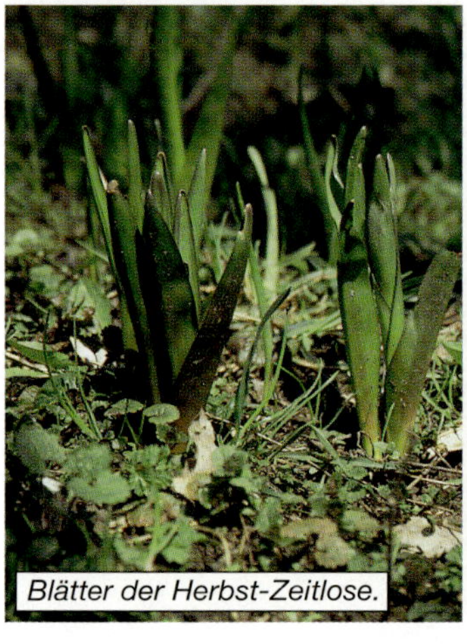

Blätter der Herbst-Zeitlose.

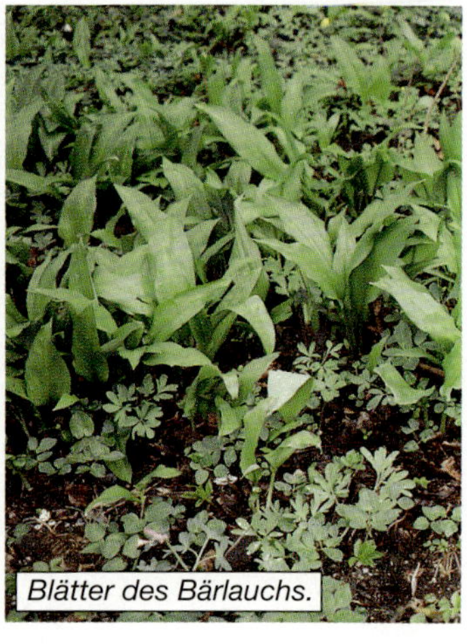

Blätter des Bärlauchs.

Inhaltsstoffe, Giftwirkung

Alle Pflanzenteile sind giftig, am meisten die Wurzel und die Samen. 5 Gramm Samen (= ca. 20 mg Colchicin) ist für einen Erwachsenen die tödliche Dosis. Hauptwirkstoff ist das Alkaloid Colchicin, dazu kommen über 20 andere Alkaloide. Mit der Reife nimmt der Alkaloidgehalt zu und auch beim Trocknen (Heu) bleibt die Giftwirkung erhalten, so dass auch Tiere gefährdet sind.
Colchicin ist ein Zellgift. Die Symptome treten oft erst 2 bis 6 Stunden nach der Einnahme auf, nämlich Übelkeit, Benommenheit, Schock, kolikartige Magenschmerzen, Lähmungen, Herzrhythmusstörungen, Blaufärbung der Lippen, Anstieg der Herzfrequenz (Tachykardie), Atemlähmung.

Erste Hilfe bei Vergiftung

Kohle-Aufschwemmung (10 Gramm) trinken lassen, warmen Tee trinken lassen, unverzüglich klinische Behandlung.

Heilkunde

Das Alkaloid Colchicin hat eine lange Tradition zur Behandlung der Gicht. Einige Fertigpräparate enthalten den Extakt aus den Samen und Blüten und sind auf eine genaue Dosis eingestellt. Colchicin lindert nicht unmittelbar die Schmerzen und die Entzündung eines Gichtanfalls, sondern hindert die weißen Blutkörperchen daran, Harnsäurekristalle zu „fressen". Wenn die Blutzellen die Kristalle aufnehmen, zerfallen sie und entlassen Stoffe ins Gewebe, die eine Entzündung fördern [Literatur 7, S. 709].

Herkulesstaude, Riesen-Bärenklau

Heracleum mantegazzianum Somm. et Lev.

giftig +, fotosensibilisierend

Wiesen-Bärenklau

Heracleum sphondylium L.

wenig giftig (+), fotosensibilisierend

Familie: Doldenblütler (*Apiaceae*)

Allgemeine Informationen

Der Riesen-Bärenklau stammt aus dem Kaukasus. Er wurde als Zierpflanze eingeführt und wird bis zu 3 ½ Meter hoch. Inzwischen ist er verwildert und breitet sich auf Waldschneisen und an Wegrändern immer mehr aus.
Der Wiesen-Bärenklau wächst häufig auf gut gedüngten Wiesen sowie an Weg- und Waldrändern. Außer in Europa kommt er auch in Westasien und in Nordafrika vor.

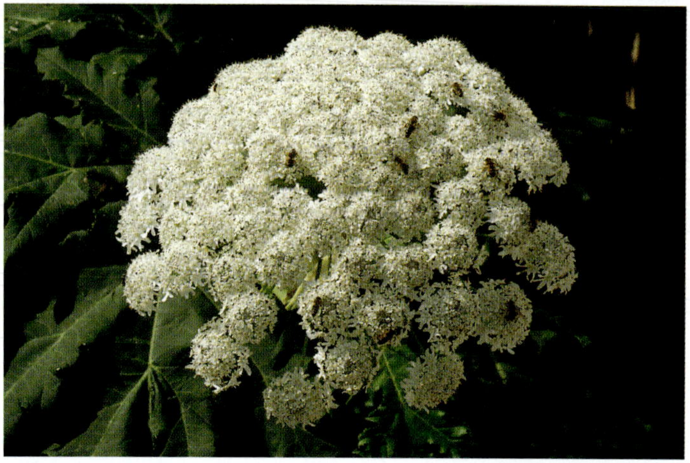

Blütenstand des Riesen-Bärenklaus.

Wiesen-Bärenklau.

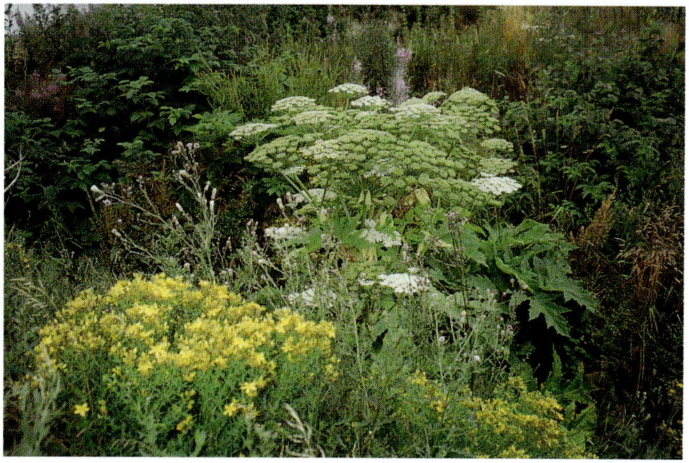

Inhaltsstoffe, Giftwirkung

Die Hauptwirkstoffe sind Furocumarine. Die unreifen Früchte haben den höchsten Wirkstoffgehalt. Bei Berührung der Haut mit dem Pflanzensaft und anschließender Sonneneinstrahlung kommt es zu Entzündung und Ekzembildung auf der Haut, genannt „Wiesengräserdermatitis" (S. 14).

Behandlung

Als erste Hilfe mit viel kaltem Wasser abwaschen, ärztliche Behandlung.

Heilkunde

Volksmedizinisch wurde der Wiesen-Bärenklau früher als Mittel gegen Durchfall und Husten verwendet.

Schwarzer Holunder

Sambucus nigra L.
Volksnamen: Holler, Holder, Flieder

kaum giftig (+), Kerne und Rinde giftig +, Pollen allergisierend

Zwerg-Holunder

Sambucus ebulos L.
Volksnamen: Attich, Giftholunder, Eppich, Stinkholunder

giftig +

Roter Holunder

Sambucus racemosa L.
Volksnamen: Bergholunder

kaum giftig (+), Kerne und Rinde giftig +

Familie: Geißblattgewächse (*Caprifoliaceae*)

Allgemeine Informationen

Alle Holunderarten kommen häufig in Europa, Westasien und teilweise auch in Nordamerika wildwachsend vor und zwar in Hecken und auf Waldlichtungen. Der Schwarze Holunder siedelt sich oft auch in Gärten an.
Schwarzer Holunder ist wohl eines der wichtigsten Heilmittel der traditionellen Volksmedizin. Dennoch muss man ihn unter die Giftpflanzen einreihen. Er ist sogar laut Auskunft von Giftnotrufzentralen eine der Pflanzen, von der viele Vergiftungen gemeldet werden, wahrscheinlich gerade deshalb, weil er als Heilpflanze so beliebt ist und weil die Kinder nicht angemessen vor den rohen Beeren gewarnt werden.
Eigene Erfahrung: In meiner Kindheit schnitzten die Buben gerne „Pfeifchen" aus Holunderrinde. Davon ist abzuraten.

Inhaltsstoffe, Giftwirkung

Beim Schwarzen Holunder sind besonders die Blätter, die frische Rinde, die unreifen Früchte und die Kernchen in den Früchten giftig. Der Tee und sonstige Zubereitungen aus den Blüten sowie die gekochten Früchte ohne Kernchen sind essbar. Der Verzehr roher Früchte und das Trinken von rohem Holundersaft sollten unbedingt unterbleiben. Die Kerne enthalten Blausäureglykoside und weitere noch unerforschte giftige Inhaltsstoffe.
Ähnliche Aussagen gelten für den Roten Holunder, auch bei ihm sind die rohen Beeren giftig. Man kann aber aus ihnen Saft oder Gelee zubereiten. Die Kernchen müssen, genau wie beim Schwarzen Holunder entfernt werden. Sie enthalten außer Blausäureglykosid noch einen harzartigen Stoff, der stark schleimhautreizend wirkt.
Alle Holunderarten, obwohl durch Insekten bestäubt, wirken allergisierend, wenn sensibilisierte Personen den blühenden Sträuchern zu nahe kommen.

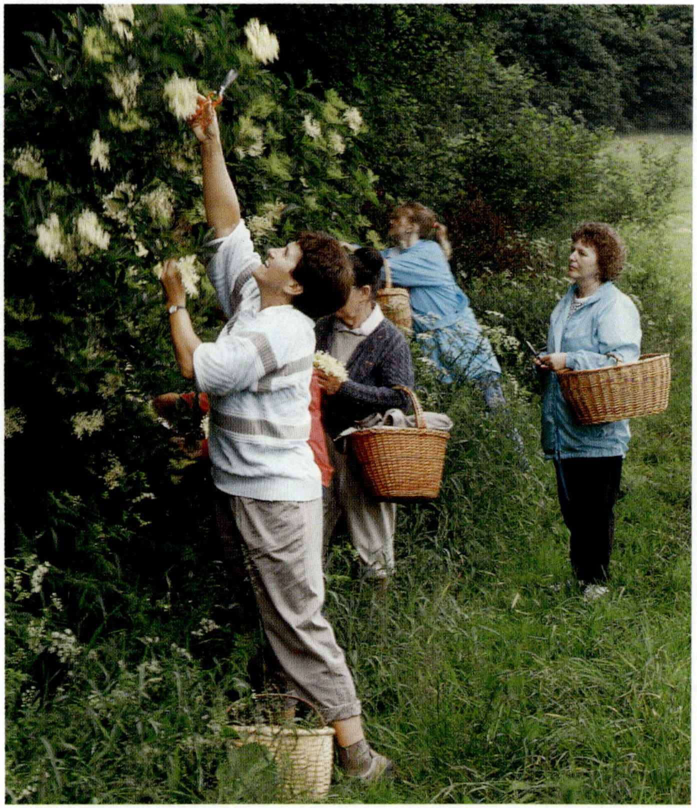

Wenig bekannt ist die allergisierende Wirkung von Holunder-Pollen. Deshalb ist beim Pflücken der Blüten Vorsicht geboten.

Vergiftungserscheinungen durch die rohen Beeren aller Holunderarten

Erbrechen und heftiger, langanhaltender Durchfall, Kratzen im Hals. Beim Verzehr roher Beeren des Zwerg-Holunders kommt es außerdem zu Kopfschmerzen, Ohrensausen, Schwindelgefühl und Herzbeschwerden. Auch von tödlichen Vergiftungen wird in der Fachliteratur berichtet.

Behandlung bei größerer Aufnahme roher Früchte

Kohle-Aufschwemmung (10 Gramm) trinken lassen, viel warmen Tee oder Himbeersaft trinken lassen.

Heilkunde

Der Schwarze Holunder zählt in der Volksmedizin zu den höchst geschätzten Heilmitteln. Für die medizinische Wirkung sind die ätherischen Öle, die Flavonoide und die schweißtreibenden Glykoside verantwortlich. Es ist überliefert, dass er bereits in der Steinzeit genutzt wurde. Der Tee wird bei Infektionskrankheiten empfohlen. Er gilt als bestes Blut-

reinigungsmittel bei Hautunreinheiten und üblem Körpergeruch. Auch der mit Zitrone versetzte heiße Saft aus den Beeren wird bei Erkältungen hoch gelobt. Die Schulmedizin übernimmt diese Empfehlungen ebenfalls. Bei korrekter Anwendung sind Nebenwirkungen nicht zu befürchten.
Volksmedizinisch wird seit altersher der Tee aus Blättern und Rinde gegen Gicht sowie als Brech- und Abführmittel genutzt. Davon ist nach heutigen Erkenntnissen abzuraten.
Der Attich besitzt außer den beim Schwarzen Holunder angegebenen Inhaltsstoffen noch Bitterstoffe, Saponine und Gerbstoffe. SEBASTIAN KNEIPP empfahl die Wurzel als harntreibendes Mittel bei Herzwassersucht und Rheuma, was nach dem damaligen Stand der Medizin korrekt war. Heute ist davon wegen der problematischen Nebenwirkungen (Erbrechen, Durchfall) abzuraten, vor allem auch weil es inzwischen bessere Mittel gibt.

Hopfen

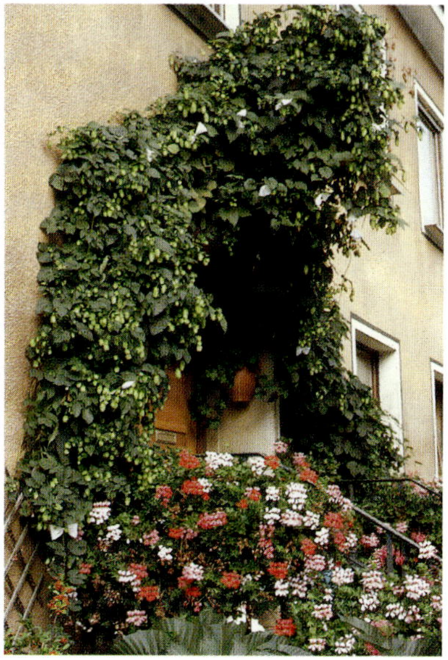

Humulus lupulus L.
Familie: Hanfgewächse (*Cannabaceae*)

hautreizend

Allgemeine Informationen

Hopfen wird in allen Ländern der gemäßigten Zone für die Bierbereitung und für medizinische Zwecke kultiviert. Angebaut werden nur die weiblichen Pflanzen, die vegetativ vermehrt werden. Häufig kommt Hopfen auch verwildert in Auwäldern und Hecken vor.

Inhaltsstoffe, Wirkung

Neben Harzen, den Bittersäuren Humulon und Lupulon sowie Terpenen dürften noch andere Stoffe an der hautreizenden Wirkung beteiligt sein. Die Hauterscheinungen und weitere Wirkungen wurden bereits beschrieben (S. 14).

Heilkunde

Der Anwendungsbereich des Hopfens ist weit gespannt, aber selten wird er für sich allein verwendet. Er ist in Beruhigungs- und Schlaftees bzw. entsprechenden Zubereitungen vertreten, häufig mit Baldrian gemischt. Gegen Altersbeschwerden wird er gemeinsam mit Weißdorn, Mistel und Knoblauch eingesetzt. Auch bei Befindlichkeitsstörungen in den Wechseljahren ist er beliebt, was gut verständlich ist, wenn man seine hormonellen Wirkungen in Betracht zieht (S. 14).

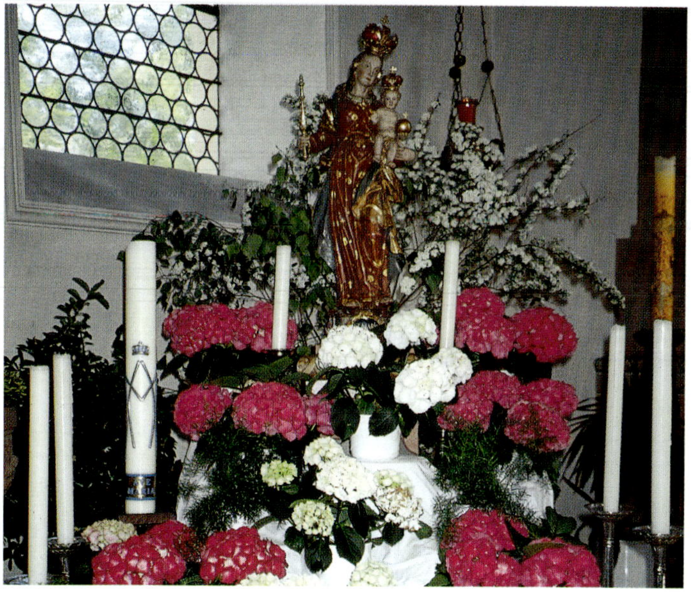

Hortensie

Hydrangea spp.
Familie: Hortensiengewächse (*Hydrangeaceae*)

wenig giftig (+), stark allergisierend

Allgemeine Informationen

Etwa 23 Arten der Gattung Hortensie sind bekannt. Ihr natürliches Verbreitungsgebiet ist Ostasien und Japan sowie einige Zonen in Amerika. Um 1790 wurden die ersten Hortensien als Zierpflanzen nach Europa eingeführt und sie erfreuen sich seither großer Beliebtheit im Garten sowie als Topf- und Kübelpflanzen.

Inhaltsstoffe, Allergisierung

Vor allem in der Wurzel sind mehrere Isocumarinderivate nachgewiesen, vor allem Hydrangeol. Sie sind für die Allergisierung verantwortlich. Allergien sind zwar selten, aber bei berufsbedingtem häufigem Umgang, besonders mit Hortensienwurzeln, können intensive Hauterscheinungen auftreten.
Bei innerer Aufnahme treten Schwindel und Bewusstseinsstörungen auf. Vergiftungen durch innere Aufnahme können zustande kommen, weil in manchen Veröffentlichungen Hortensienblätter als Beimischung zu Salat empfohlen werden. Davon ist nach heutigen Erkenntnissen abzuraten.

Behandlung bei innerer Aufnahme

Kohle-Aufschwemmung (10 Gramm) trinken lassen.

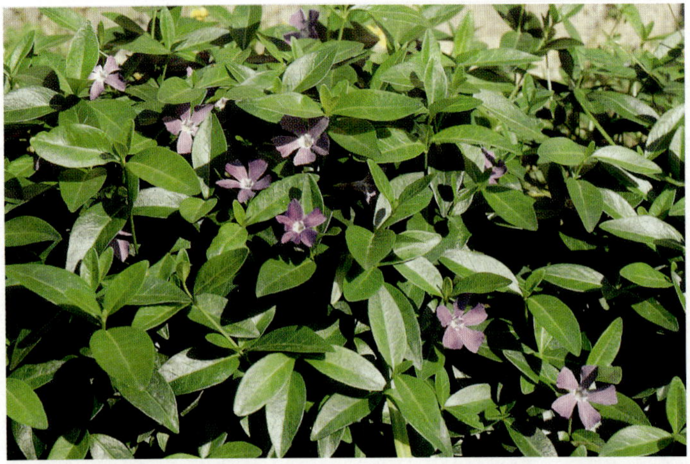

Immergrün, Kleines

Vinca minor L.
Familie: Hundsgiftgewächse (*Apocynaceae*)

giftig +

Allgemeine Informationen

In Süd- und Mitteleuropa bildet das Kleine Immergrün in lichten Wäldern und Gebüschen oft dichte Bestände. In Gärten und auf Gräbern wird bisweilen das Große Immergrün (*Vinca major* L.) als Bodendecker gepflanzt. Außerdem wird das Madagaskar-Immergrün (*Catharanthus roseus* (L.) G. Don), ein 40 bis 80 cm hoher Halbstrauch, als Zierpflanze verwendet.

Inhaltsstoffe, Giftwirkung

Immergrün enthält mehrere Alkaloide, z.B. Vincamin und Vincin, deren Namen von „Vinca" = „Gattung Immergrün" abgeleitet sind. Die Wirkung ist stark blutdrucksenkend mit Herz-Kreislauf- und Atembeschwerden.

Erste Hilfe bei Vergiftung

Kohle-Aufschwemmung (10 Gramm) trinken lassen, bei höherer Giftaufnahme klinische Behandlung.

Heilkunde

Die Vincaalkaloide verhindern die Zellteilung. Es gibt einige Medikamente aus dem Immergrün, die bei verschiedenen Krebserkrankungen eingesetzt werden. Genau wie bei allen anderen Zytostatika sind verschiedene, teils erhebliche Nebenwirkungen zu erwarten.
Die Homöopathie verwendet Vinca bei kreisrundem Haarausfall.

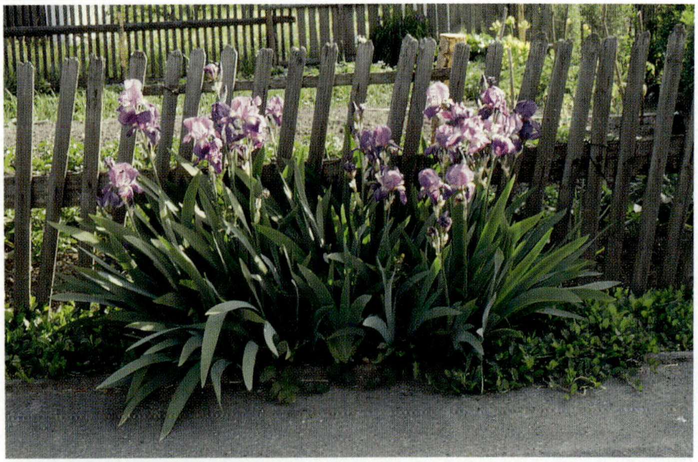

Iris, Schwertlilie

Iris spp.
Familie: Schwertliliengewächse (*Iridaceae*)
Volksnamen: Blaugilgen, Himmelsschwertel

giftig +, hautreizend

Allgemeine Informationen

Mehrere Irisarten kommen in Mitteleuropa wildwachsend vor. Für den Garten gibt es zahlreiche Sorten, die sich für unterschiedliche Standorte eignen.

Inhaltsstoffe, Giftwirkung

Die höchste Giftkonzentration findet sich in den Wurzelknollen (Rhizome). Es handelt sich um einen unerforschten scharfen Stoff, der auch nach dem Trocknen weitgehend erhalten bleibt. Die einzelnen Arten sind unterschiedlich giftig.
Der brennend scharfe Saft führt zu Schluckbeschwerden, heftigen Reizungen der Schleimhäute, Erbrechen, Durchfall und auch Herzstörungen.
Der Pflanzensaft erzeugt auf der Haut Entzündungen. In seltenen Fällen kommt es zu einer Kontaktallergie.

Behandlung

Bei innerer Aufnahme Kohle-Aufschwemmung (10 Gramm) trinken lassen. Bei Hautkontakt mit dem Saft die betroffenen Stellen gut abwaschen, Haut- und Schleimhautblasen steril abdecken.

Heilkunde

Die Homöopathie verwendet *Iris versicolor* bei Sodbrennen, Magenschmerzen und bestimmten Formen der Migräne.

Historisches

In der bäuerlichen Volksmedizin spielte die Iris eine wichtige Rolle. Sie wurde, genau wie verschiedene andere Giftpflanzen, als Brech- und Abführmittel sowie zum Harntreiben bei Wassersucht eingesetzt. Zahnenden Kindern wurde der zurechtgeschnittene Wurzelstock als „Beißwurzel" gegeben. Sie wurde unter dem Namen „Rhizoma formatum Iridis pro infantibus" in Apotheken verkauft.

Johanniskraut

Hypericum perforatum L.
Familie: Hartheugewächse (*Clusiaceae*)
Volksnamen: Tüpfelhartheu, Blutkraut, Johannisblut, Jesuwundenkraut

fotosensibilisierend

Allgemeine Informationen

Die Heimat der Pflanze ist Europa, Westasien und Nordafrika. Hier wächst sie häufig in lichten Wäldern, an Weg- und Straßenrändern sowie an trockenen, naturbelassenen Abhängen. Sie wurde in Nord- und Südamerika sowie in Australien eingebürgert. Es gibt weitere wildwachsende Johanniskrautarten und eine Reihe von Gartenformen. Die hier gemachten Aussagen gelten jedoch im wesentlichen für *Hypericum perforatum*. Sein Name „Tüpfel"-Hartheu bezieht sich darauf, dass Blätter, die gegen das Licht gehalten werden, hell „getüpfelt" aussehen. Hierbei handelt es sich um Drüsenzellen, in denen der Wirkstoff enthalten ist.

Inhaltsstoffe, Wirkung

Hauptwirkstoff ist das Hypericin. Es ist in geringerer Dosierung auch in den Gartenzierformen des Johanniskrauts enthalten. Hypericin wirkt auf der Haut stark fotosensibilisierend. Oft wird befürchtet, dass auch eine Lichtüberempfindlichkeit bei Einnahme von Johanniskrauttee oder -präparaten auftritt. Dies ist bei normaler Dosierung in der Regel nicht der Fall bzw. nur bei sehr hellhäutigen Personen und sehr intensiver Sonneneinwirkung (z.B. Sonnenbank). Weidende Tiere bekommen an den Lippen und am Euter häufig durch Johanniskraut Lichtdermatosen.

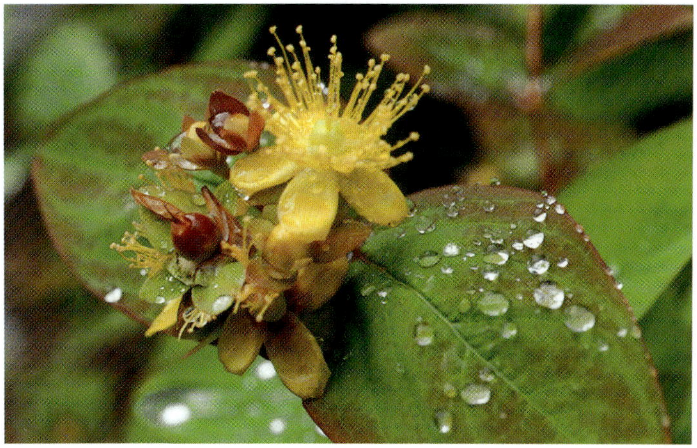

Hypericum monogynum.

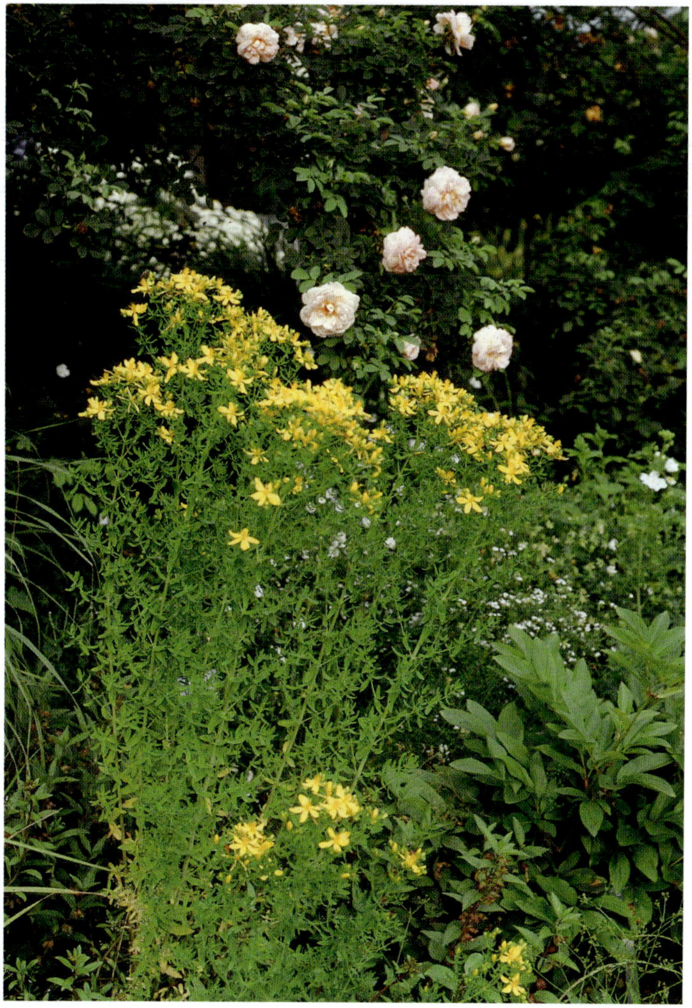

Johanniskraut.

Heilkunde

Johanniskraut hat eine lange Tradition bei der Behandlung von psychischen Störungen, besonders bei leichteren Formen der Depression. Äußerlich angewendet, bewährt sich Johanniskrautöl (Rotöl) zu Einreiben von Muskelverspannungen und Hexenschuss. Sebastian Kneipp empfiehlt es auch zum Auftragen auf frische Brandwunden.

Kamille, Echte

Matricaria recutita L

schwach allergisierend

Stinkende Hundskamille

Anthemis cotula L.

stark allergisierend, schwach giftig (+)

Römische Kamille

Tanacetum parthenium (L.) Sch.Bip.

stark allergisierend

Mutterkraut, Balsamkraut

Tanacetum balsamita L.

stark allergisierend

Familie: Korbblütler (*Asteraceae*)

Allgemeine Informationen

Außer den hier aufgeführten Arten gibt es noch weitere wildwachsende „Kamillen" sowie eine Reihe von Gartenformen der Römischen Kamille und des Mutterkrauts. Die „Kamillen" werden hier gemeinsam behandelt, weil sie nahe verwandt sind und deshalb ähnliche Inhaltsstoffe besitzen. Außerdem kommen beim Sammeln wildwachsender Kamillen bisweilen Verwechslungen mit der Ackerkamille und anderen wildwachsenden Arten vor.

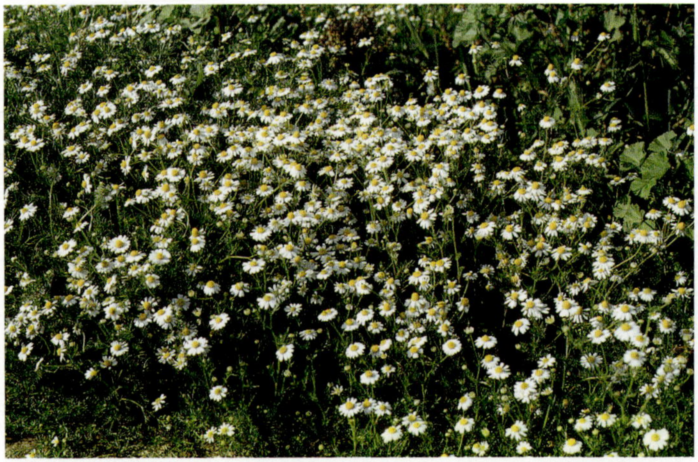

Echte Kamille.

Die Echte Kamille und die Hundskamille sind wildwachsende Pflanzen, die an Wegrändern und in der landwirtschaftlichen Ruderalflora vorkommen. Manche Kamillen gelten als „Unkräuter". Recht häufig ist zum Beispiel die Strahllose Kamille (*Matricaria discoidea* DC.), die im 19. Jahrhundert aus Amerika eingeschleppt wurde und als Zeigerpflanze für verfestigte Böden gilt.
Die Echte Kamille wird auch feldmäßig angebaut. Der Bedarf an dieser Heilpflanze für medizinische und kosmetische Zwecke ist so hoch, dass nur ein Bruchteil aus dem Anbau im Inland gedeckt werden kann. Wenn man Kamille im Garten aussät, ist es ein wenig Glückssache, ob sie gedeiht.

Strahllose Kamille.

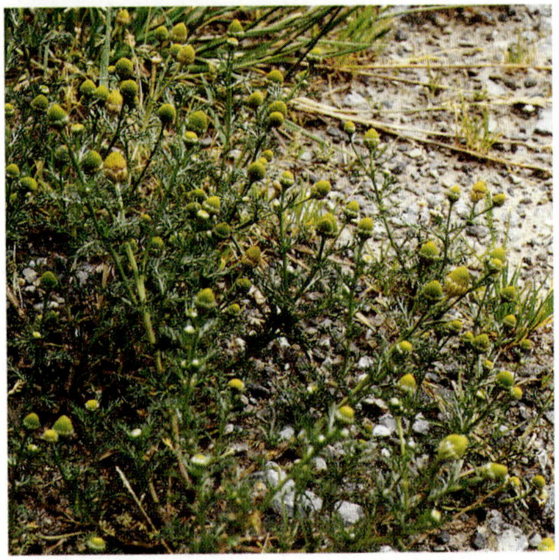

Römische Kamille.

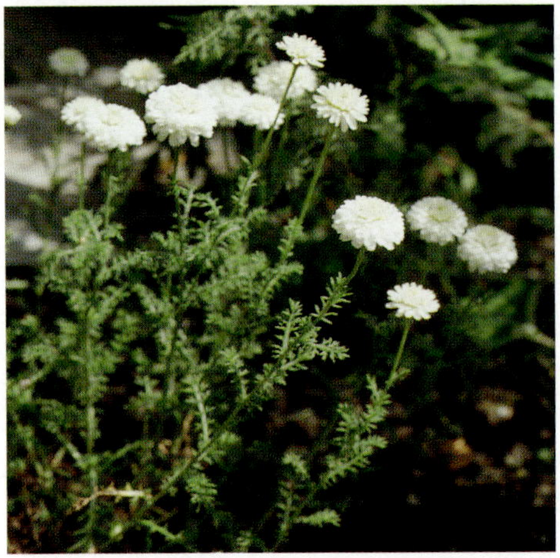

Mutterkraut.

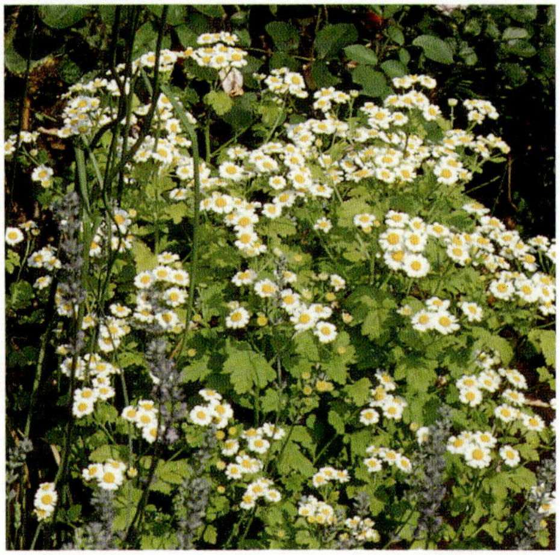

Inhaltsstoffe, Allergisierung

Wichtigster Inhaltsstoff für die Heilwirkung der Kamille ist das charakteristisch duftende ätherische Öl. Für die Allergisierung sind vor allem Sesquiterpenlaktone verantwortlich, die in der Echten Kamille kaum enthalten sind. Deshalb sind Allergien durch die Echte Kamille glücklicherweise selten. Wenn allerdings jemand gegenüber anderen Korbblütlern allergisiert ist, kommt es nicht selten zu Kreuzreaktionen mit der Kamille. Häufiger jedoch tritt eine Allergie gegenüber der Stinkenden Hundskamille auf. Über schwere Geschwürbildung auf der Haut beim Jäten der Hundskamille wird besonders aus den USA, Argentinien und Italien berichtet. Demnach muss auch im eigenen Garten beim Jäten der Kontakt mit der Hundskamille möglichst gemieden werden. Die Hundskamille hat einen üblen Geruch und bitteren Geschmack, so dass sie auch im Heu vom Vieh gemieden wird. Römische Kamille und Mutterkraut gelten als Hauptverursacher einer aerogenen Kontaktdermatitis (S. 14).
Wer wildwachsende Kamille sammeln möchte, muss folgende Kennzeichen beachten: Schneidet man die Blüte der Länge nach durch, hat die Echte Kamille einen hohlen Blütenboden, bei der Hundskamille ist der Blütenboden mit einem weißlichen Mark gefüllt.

Heilkunde

Wichtigster Inhaltsstoff der Echten Kamille ist das charakteristisch duftende ätherische Öl. Dazu kommen Flavonoide und Cumarine. Die Kamille hat vier Hauptwirkungen: Sie wirkt entzündungswidrig, krampflösend, beruhigend und karminativ (blähungslindernd). Kamillentee sollte nicht im Dauergebrauch verwendet und wegen seiner austrocknenden Wirkung nicht für Augenspülungen eingesetzt werden. Innerlich ist der Tee bei akuten Magenbeschwerden sehr hilfreich. Spülungen und Inhalationen sind bei Entzündungen im Mund-Rachen-Bereich bzw. bei Erkältungskrankheiten zu empfehlen. Die Behandlung schlecht heilender Wunden mit Kamillentee hat eine lange Tradition.
Extrakt oder Pulver vom Mutterkraut, wird in Großbritannien vorbeugend gegen Migräne eingesetzt. Auch in Deutschland beginnt man diesbezügliche Erfahrungen zu sammeln.
Während der Schwangerschaft darf das Mutterkraut nicht eingenommen werden.
Ebenfalls zur Gattung *Tanacetum* gehört der Rainfarn (S. 72) Seine Inhaltsstoffe entsprechen weitgehend den hier besprochenen *Tanacetum*-Arten.

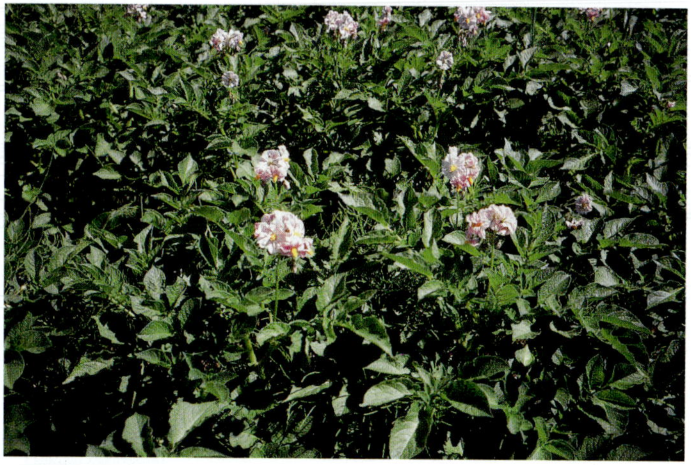

Kartoffel

Solanum tuberosum L.
Familie: Nachtschattengewächse (*Solanaceae*)

stark giftig ++, schwach allergisierend

Allgemeine Informationen

Die Kartoffel stammt aus Südamerika und wird inzwischen in beinahe allen Ländern der Welt angebaut. Es gibt fast unzählige Sorten von dieser außerordentlich wichtigen Nahrungspflanze.

Inhaltsstoffe, Giftwirkung

Hauptwirkstoff ist das Solanin. Dazu kommen noch andere Alkaloide sowie Cholin und Acetylcholin (= ein Stoff, der das vegetative Nervensystem intensiv beeinflusst und dadurch zahlreiche Körperfunktionen verändert). Solanin ist in allen oberirdischen Teilen enthalten, vor allem in den Beeren und den Keimlingen der Knollen. Belichtete grüne Keimlinge sind besonders reich an Solanin (bis zu 5%), aber auch belichtete grüne Knollen sind sehr giftig. Vorsicht, Solanin ist hitzebeständig. Daher sind auch gekochte oder gebratene grüne Kartoffeln giftig.
Beim Verzehr grüner Pflanzenteile kommt es zu kolikartigen Magenschmerzen, Übelkeit, heftigem Erbrechen, starkem Durchfall oder auch Verstopfung, Pupillenerweiterung, Krämpfen, Angstzuständen und sehr erschwerter Atmung. In der Fachliteratur [1, S. 617] wird von Fällen berichtet, bei denen nach dem Genuss grüner Kartoffelknollen der Tod am 7. bis 9. Tag eintrat. Es gibt andererseits aber auch Fälle, bei denen nach dem Verzehr mehrerer Früchte keine Symptome auftraten. Der Giftgehalt in der Kartoffelpflanze scheint demnach sortenspezifisch und je nach Anbau recht unterschiedlich zu sein.

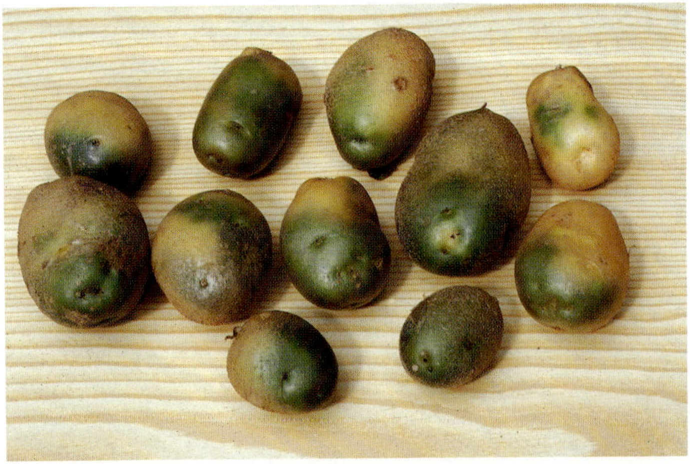

Beachten Sie: Bitte nicht die Begriffe „Früchte“ und „Knollen“ verwechseln, denn manchmal werden volkstümlich auch die Knollen als „Früchte“ bezeichnet.

Erste Hilfe bei Vergiftung

Kohle-Aufschwemmung (10 Gramm) trinken lassen, viel Tee oder Saft trinken lassen, unbedingt ärztliche Behandlung.

Allergisierung

Bei Nahrungsmittelallergikern treten relativ häufig auch Symptome beim Kontakt mit der Kartoffel auf. Auffallend häufig sind Birkenpollen- bzw. Haselnussallergiker betroffen. Die häufigste Sensibilisierung tritt beim Schälen roher Kartoffeln auf und betrifft vor allem Köche und Hausfrauen. Gekochte Kartoffeln werden fast immer problemlos vertragen.

Kermesbeere

Phytolacca americana L.
Familie: Kermesbeerengewächse (*Phytolaccaceae*)

giftig +

Allgemeine Informationen

Die Heimat dieser Zierpflanze ist Nordamerika. Sie blüht weiß und die dunkelroten bis schwarzen Beeren stehen in dichten endständigen Trauben. Die früheste Beschreibung der Pflanze findet sich bereits in aztekischen Texten. Der rote Farbstoff der Beeren diente früher zum Färben von Zuckerwaren und zur Farbvertiefung blasser Rotweine.

Inhaltsstoffe, Giftwirkung

Die ganze Pflanze ist giftig, besonders die Wurzeln und Samen. Vergiftungen treten fast ausschließlich durch die Beeren auf, die sehr viel Ähnlichkeit mit Brombeeren haben. Besonders Kleinkinder sind gefährdet. Hauptwirkstoffe sind das Phytolaccatoxin, Saponoide und so genannte Mitogene. Vergiftungserscheinungen sind Übelkeit, Magenschmerzen, Erbrechen, Durchfall und entzündeter Rachen-Kehlkopfbereich.

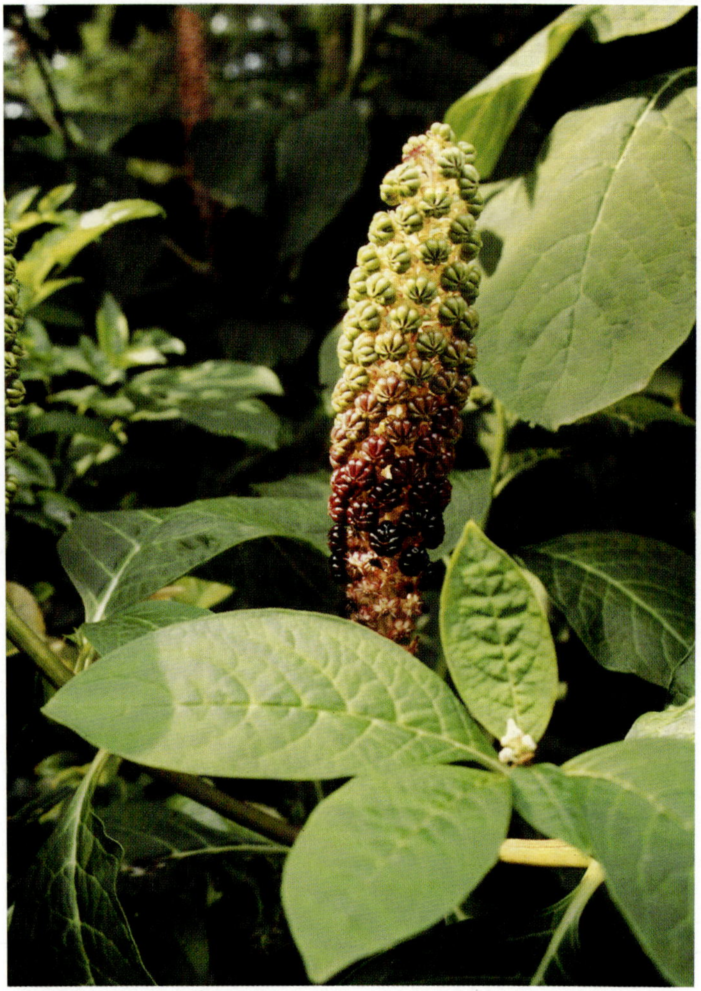

Behandlung bei Vergiftung

Kohle-Aufschwemmung (10 Gramm) trinken lassen, viel Tee oder Himbeersaft trinken lassen, symptombezogene ärztliche Behandlung.

Heilkunde

Die Homöopathie verwendet Phytolacca unter anderem bei bestimmten Formen rheumatischer Erkrankungen, Mandelentzündungen und Schmerzen beim Stillen.

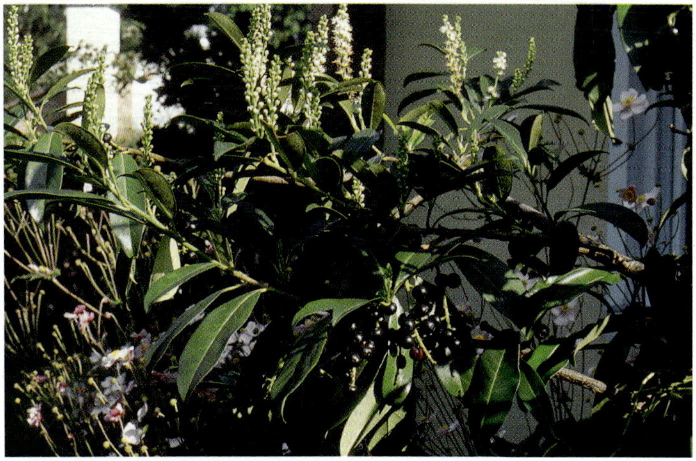

Kirschlorbeer

Prunus laurocerasus L.
Familie: Rosengewächse (*Rosaceae*)

giftig +

Allgemeine Informationen

Die Heimat dieses immergrünen Zierstrauches ist der südliche Balkan und Kleinasien.

Inhaltsstoffe, Giftwirkung

Giftig sind vor allem die Blätter und Samen. Im Fruchtfleisch sind keine Giftstoffe enthalten. Hauptgiftstoff ist eine Substanz, die Blausäure abspaltet.
Vergiftungserscheinungen sind nur bei größerer Aufnahme und bei Kleinkindern zu erwarten. Es kann zu lang anhaltendem Durchfall und zu Erbrechen kommen.

Behandlung

Viel Tee oder Saft trinken lassen, bei zerkautem Samen zusätzlich Kohle-Aufschwemmung (10 Gramm) trinken lassen.

Ähnliche Informationen über Giftwirkung und Behandlung gelten für zwei nahe verwandte Gehölze, nämlich die Traubenkirsche (*Prunus padus* L.) und die Kirschpflaume (*Prunus cerasifera* Ehrh.). Beide Arten sind wenig giftig, Vergiftungsgefahr ist nur gegeben, wenn die Kerne zerbissen werden. Die Behandlung ist wie beim Kirschlorbeer.

Korallenbäumchen

Solanum pseudocapsicum L.
Familie: Nachtschattengewächse (*Solanaceae*)

giftig +

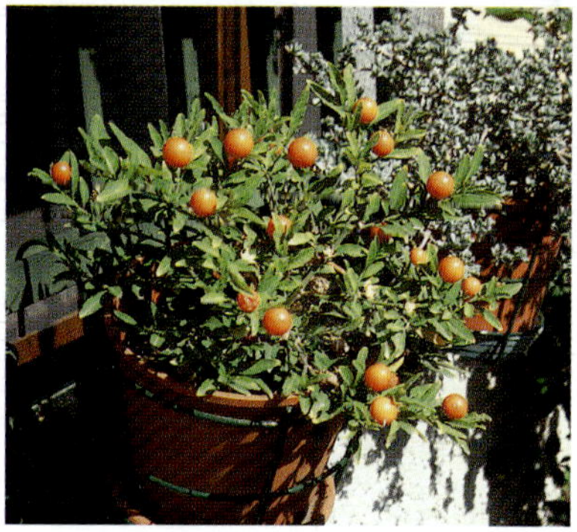

Allgemeine Informationen

Die Heimat dieser hübschen Zimmerpflanze ist Südamerika. Die orangeroten Beeren können auf Kleinkinder ziemlich anziehend wirken.

Inhaltsstoffe, Giftwirkung

Hauptwirkstoff ist das Solanocapsin, dazu kommen weitere Alkaloide. Die Informationen der Giftnotrufzentralen über die Giftigkeit der Beeren sind außerordentlich unterschiedlich. Es gibt Fälle, bei denen Kinder einige Beeren aßen und keine Symptome zeigten, aber es wird auch von einem Fall berichtet, bei dem ein Kind nach dem Verzehr von 3 bis 4 Beeren an Atemlähmung starb. Es ist demnach besser, das Korallenbäumchen nicht in Reichweite kleiner Kinder zu stellen.

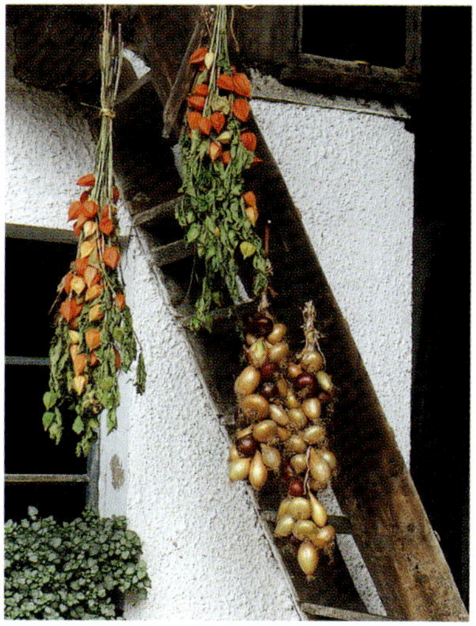

Ebenfalls zur Familie der Nachtschattengewächse gehört die **Lampionblume** (*Physalis alkekengi* L.), die gerade auf Kinder sehr anziehend wirkt. Die roten, reifen Beeren in dem aufgeblasenen Kelch (Lampion) sollen ungiftig sein und eigenen Beobachtungen zufolge wurden sie bei einem Gartenfest und auch in einer Südfrüchtehandlung zum Verzehr bzw. Verkauf angeboten. Offenbar werden sie oft ohne Symptome vertragen, aber andererseits gibt es Berichte über starke Übelkeit, Herzbeschwerden und kalte Schweißausbrüche nach dem Verzehr.

Behandlung

Kohle-Aufschwemmung (10 Gramm) trinken lassen, wenn nötig ärztliche Behandlung.

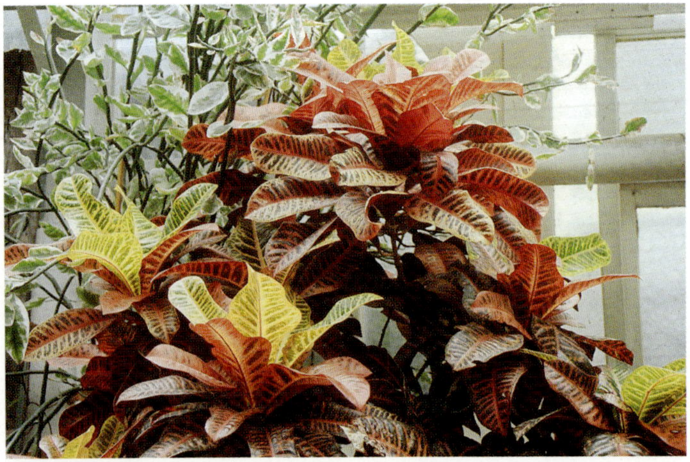

Kroton

Codiaeum variegatum var. *pictum* (Lodd.) Müll. Arg.
Familie: Wolfsmilchgewächse (*Euphorbiaceae*)
Volksnamen: Wunderstrauch, Krebsblume

stark giftig ++, mittelstark allergisierend

Allgemeine Informationen

Die Wildform des Kroton kommt in Südostasien und Malaysia vor. Er hat dort grüne Blätter. Die Züchtungen mit besonders bunten und bizarr geformten Blättern sind in den Tropen beliebte Gartenpflanzen. In gemäßigten Zonen werden sie als Topfpflanzen kultiviert.

Inhaltsstoffe, Giftwirkung, Allergien

Die giftigen und allergisierenden Inhaltsstoffe sind noch nicht genau untersucht. Einige Giftnotrufzentralen berichten, dass Kinder, die an Blättern gelutscht hatten, Erbrechen und Durchfall bekamen. Auf der Haut kann der Milchsaft zu allergischen Irritationen führen. Mit dem Milchsaft mancher anderer Wolfsmilchgewächse, z. B. mit dem Weihnachtsstern, wurden Kreuzallergien beobachtet.

Behandlung bei Vergiftung

Kohle-Aufschwemmung (10 Gramm) trinken lassen, Haut bei Kontakt mit dem Saft mit Wasser und Neutralseife abspülen, ärztliche Behandlung ist zu empfehlen.

Lebensbaum

Thuja sp.
Familie: Zypressengewächse (*Cupressaceae*)

sehr stark giftig +++, hautreizend, Pollen allergisierend

Allgemeine Informationen

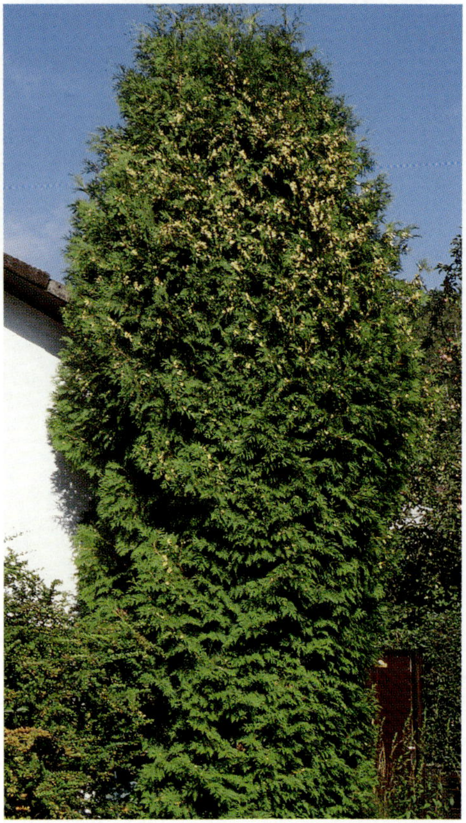

Die Heimat des Abendländischen Lebensbaumes (*T. occidentalis* L.) ist Amerika, die des Morgenländischen Lebensbaumes (*T. orientalis* L.) ist Nordchina. Beide Arten sind in Gärten, Parks und auf Friedhöfen sehr beliebt und werden auch als immergrüne Hecken gepflanzt. Die Früchte sind Zäpfchen mit verholzten Schuppen.

Inhaltsstoffe, Giftwirkung

Die giftigen und hautreizenden Teile sind vor allem die Zweigspitzen, die Zapfen und auch das Holz. Das ätherische Öl Thujon ist maßgeblich an der Giftwirkung beteiligt. Die Berichte über Gesundheitsstörungen nach dem Essen von Trieben oder Zapfen sind sehr unterschiedlich und sicher auch abhängig vom Standort und der Sorte: Meistens treten keine Störungen auf, bisweilen kommt es aber zu Erbrechen und blutig-schleimigen Durchfall, zu Krämpfen, schweren Stoffwechselstörungen und Ausfall der Leberfunktion. Auch von Todesfällen wird berichtet.
Ekzeme treten beim Schneiden von Thujahecken auf oder bei der Verarbeitung von Thujaholz. Die Pollen der Lebensbäume sind allergisierend.

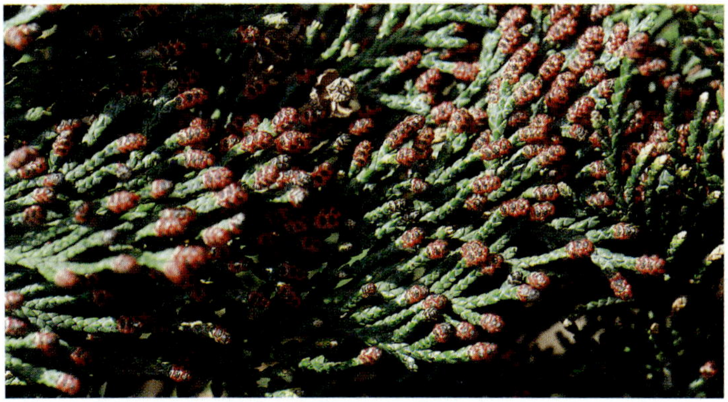

Aparte Fruchtzäpfchen an den Zweigspitzen einer Scheinzypresse.

Mit den Lebensbaum-Arten verwandt sind die **Scheinzypressenarten** (*Chamaecyparis sp.*). Sie wirken hautreizend und sind schwach giftig. Stark giftig ist der **Sadebaum** (*Juniperus sabina* L.), auch Stink- oder Giftwacholder genannt. Er besitzt ähnliche Inhaltsstoffe wie die Lebensbaumarten mit ähnlicher Wirkung. 5 bis 20 Gramm der Zweigspitzen können tödlich sein, vom Öl gelten bereits 6 Tropfen als tödliche Dosis.

Erste Hilfe bei Vergiftung

Kohle-Aufschwemmung (10 Gramm) trinken lassen, symptombezogene ärztliche Behandlung.

Heilkunde

Zubereitungen aus den Lebensbaum-Arten und dem Sadebaum wurden in der Volksmedizin äußerlich als Einreibemittel gegen Rheuma und innerlich als stark wassertreibendes Mittel angewendet. Wegen der Giftigkeit ist das heute obsolet. Er war auch eines der sehr gefährlichen volkstümlichen Abtreibungsmittel.
Die Homöopathie verwendet *Thuja occidentalis* gegen Erkältungen, Rheuma, Hautausschläge und Neuralgien.

Der Sadebaum wurde bereits zur Zeit Karls des Großen gepflanzt.

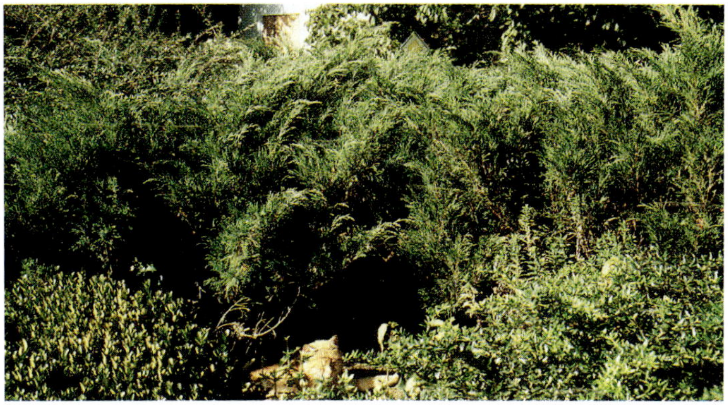

Liguster

Ligustrum vulgare L.
Familie: Ölbaumgewächse (*Oleaceae*)
Volksname: Rainweide

giftig +, hautreizend, allergisierend

Allgemeine Informationen

Liguster kommt wildwachsend in Gebüschen und an Waldrändern vor. In Gärten und Parks wird er häufig als Hecke gepflanzt.

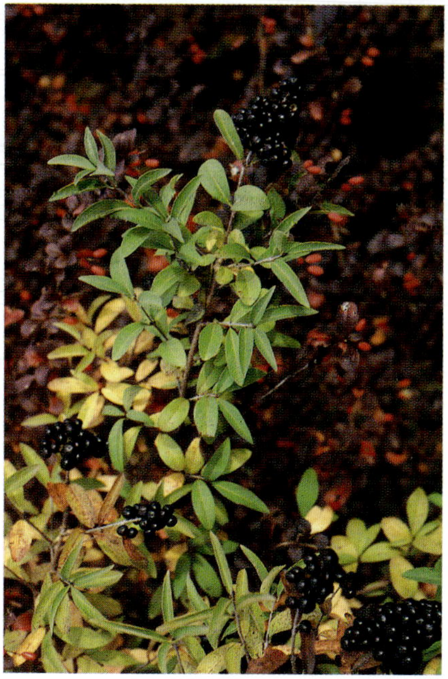

Liguster und Berberitze.

Inhaltsstoffe, Giftwirkung

Genauere Untersuchungen über die Inhaltsstoffe liegen nicht vor. Erfahrungsgemäß sind Beeren, Blätter und Rinde giftig. Die Beeren verursachen starke Übelkeit, Erbrechen, Benommenheit, Kopfschmerzen und Durchfall. Bei höherer Aufnahme kann es zum Schock kommen. Laut Fachliteratur werden ca. 10 Beeren symptomlos vertragen, aber es gibt auch Fälle, bei denen bereits nach 2 Beeren starke Übelkeit auftrat.
Der Pflanzensaft kann schwere entzündliche Hautirritationen auslösen, die nur sehr langsam abheilen. Das gilt es zu bedenken, wenn eine Ligusterhecke geschnitten werden soll. Grundsätzlich lange Ärmel und Handschuhe tragen!
Der Pollen kann Allergien auslösen, wenn ein Allergiker sich nahe bei einer blühenden Ligusterhecke aufhält.

Behandlung bei innerer Aufnahme

Viel Saft oder Tee trinken lassen, bei etwa 10 Beeren und mehr zusätzlich Kohle-Aufschwemmung (10 Gramm) trinken lassen.
Bei Kontakt mit dem Pflanzensaft: Mit Wasser und unparfümierter Neutralseife gründlich abwaschen, beim Auftreten von Hautentzündungen ärztliche Behandlung.

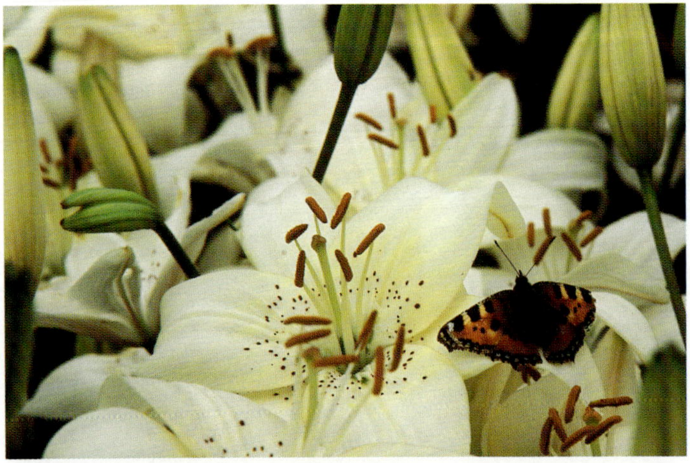

Liliengewächse (*Liliaceae*)
Hyazinthengewächse (*Hyazinthaceae*)
Narzissengewächse (*Amaryllidaceae*)

giftig + bis stark giftig ++, hautreizend, allergisierend

Kaiserkrone, Tulpe, Hyazinthe, Amaryllis, Narzisse, Schneeglöckchen und andere.

Allgemeine Informationen

Aus den genannten Pflanzenfamilien gibt es zahlreiche Arten, die als Garten- oder Zimmerpflanzen sehr beliebt sind. Alle Arten sind mehr oder weniger giftig bzw. hautreizend und allergisierend.

Inhaltsstoffe, Giftwirkung, Allergisierung

Verwandte Pflanzenarten haben häufig ähnliche Inhaltsstoffe und demnach auch ähnliche Wirkungen. Viele Arten aus der Pflanzenordnung *Liliales* enthalten zum Beispiel Tuliposide, die unmittelbar hautreizend wirken, wie schon am Beispiel der „Tulpenfinger" ausgeführt wurde (S. 13). Die Tuliposide und weitere Inhaltsstoffe können aber auch zu Allergien führen. Wenn eine echte Allergie gegenüber einer Pflanze besteht, die in dieser Pflanzenordnung (*Liliales*) zusammengefasst werden, dann sollte man den Kontakt zu diesen miteinander verwandten Pflanzen meiden.

Dazu kommen häufig giftige Alkaloide, wie z. B. Fritillarin und Imperialin in der Kaiserkrone (*Fritillaria imperialis* L.), Galanthamin und Galanthidin im Schneeglöckchen (*Galanthus sp.*), in der Frühlingsknotenblume (*Leucojum vernum* L.) in der Osterglocke (*Narcissus pseudonarcissus* L.) und im Ritterstern (*Hippeastrum spp.* und *Amaryllis spp.*). Auch giftige Saponine sind an der Wirkung beteiligt.

Der mengenmäßige Gehalt an den einzelnen Inhaltsstoffen ist allerdings außerordentlich schwankend bzw. unterschiedlich. Nur so ist es zu erklären, dass man ab und zu von Rezepten hört und liest, bei denen Tulpenzwiebeln wie normale Speisezwiebeln verwendet werden. Das kann bisweilen gut gehen, häufig jedoch führt es zu Erbrechen, Fieber und Kopfschmerzen, eventuell Apathie, wie manche Giftnotrufzentralen berichten [Literatur 1, S. 653 und 2, S. 122].

Auch Haustiere vergiften sich unter Umständen an Blättern, weil manche dieser Arten sehr zeitig im Jahr austreiben, solange es noch kein Gras und andere Kräuter zum Knabbern gibt. Gefährdet sind besonders Katzen, die bisweilen Blätter des Schneeglöckchens und der Frühlingsknotenblume verzehren.

Behandlung bei Vergiftung

Bei geringer Giftaufnahme viel trinken lassen, Kohle-Aufschwemmung (10 Gramm) trinken lassen, symptombezogene ärztliche Behandlung.

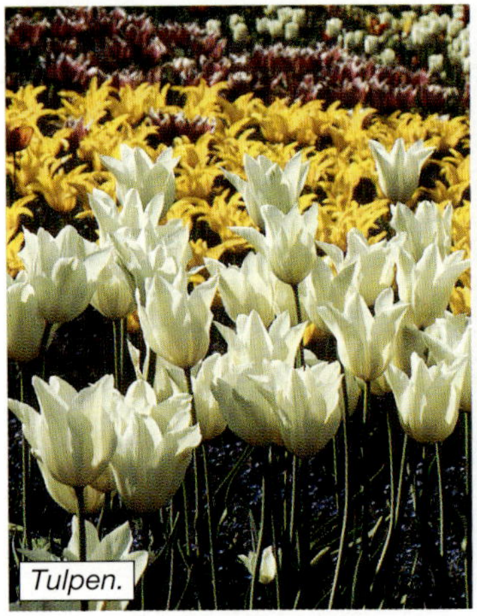

Tulpen.

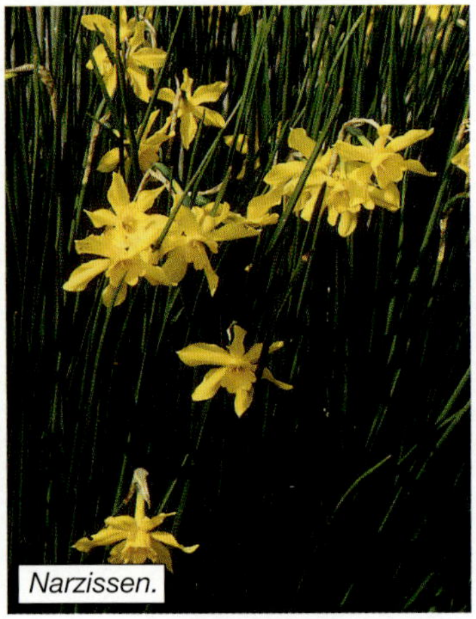

Narzissen.

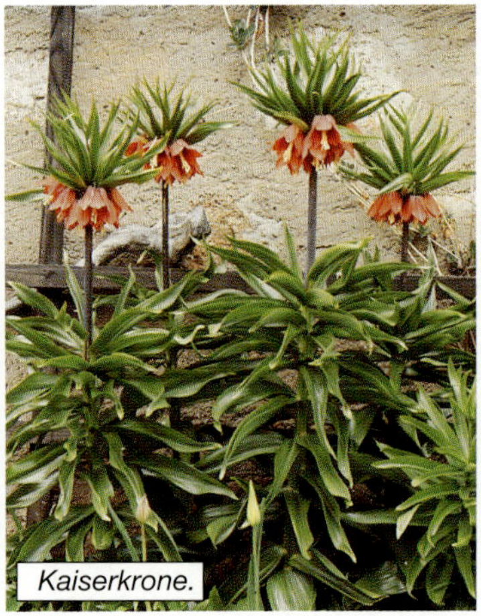

Kaiserkrone.

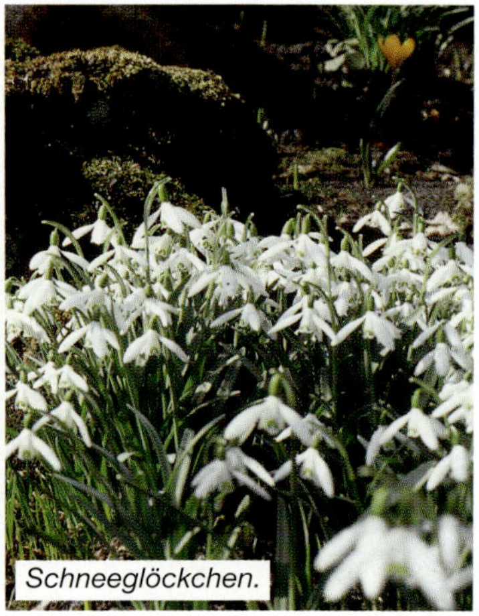

Schneeglöckchen.

Löwenzahn

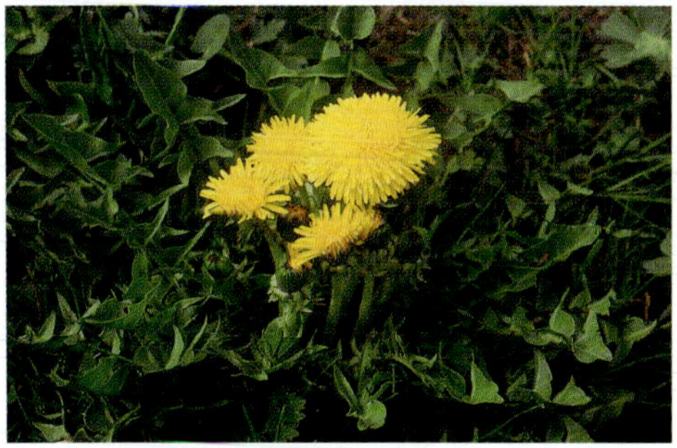

Taraxacum officinale agg. F. H. Wigg.
Familie: Korbblütler (*Asteraceae*)
Volksnamen: Kuhblume, Papel, Butterblume, Bettsaicher

schwach giftig (+), mittelstark allergisierend

Allgemeine Informationen

Außer der unmittelbaren Küstennähe gibt es wohl keinen Lebensraum, den der Löwenzahn noch nicht erobert hat. Auch unter Gartenhecken und im Gartenrasen tritt er sehr häufig auf.

Inhaltsstoffe, Giftwirkung, Allergien

Besonders der weiße Milchsaft ist giftig. Er enthält den Bitterstoff Taraxacin. Das Hauptallergen ist ein glykosidisch gebundenes Sesquiterpenlacton sowie einige Nebenallergene.
Die Angaben über die Sensibilisierungspotenz schwanken in den verschiedenen Literaturquellen. Aber fest steht, dass der häufige Kontakt mit dem Milchsaft zu starken Hautreizungen und Allergien führen kann. Dies ist zum Beispiel der Fall, wenn Löwenzahnblätter immer wieder als Kaninchenfutter geerntet werden.
Mit dem Löwenzahn verwandt sind verschiedene Salate (Kopfsalat, Endiviensalat usw.). Bei Hausfrauen und Küchenpersonal werden bisweilen Hautreizungen durch den Milchsaft beobachtet.

Erste Hilfe

Haut mit Wasser und Neutralseife abspülen, symptombezogene ärztliche Behandlung.
Eventuelle Giftwirkung bei innerer Aufnahme: Wenn Kinder die Stängel auslutschen, kann es zu spontanem Erbrechen mit starken Bauchschmerzen und Durchfall kommen. Tee oder Saft trinken.

Heilkunde

Die wichtigsten Inhaltsstoffe sind Bitterstoffe, Karotinoide, wenig ätherisches Öl, Mineralstoffe (vor allem Kalzium), Flavonoide und Gerbstoffe. Verwendet werden die jungen Blätter vor der Blüte als Beigabe zu Salaten. Der Tee wird aus getrockneten Blättern und Wurzeln zubereitet. Löwenzahn wirkt stark nierenanregend, weiterhin gegen Verdauungsbeschwerden wie Völlegefühl und Blähungen und er regt den Gallefluss an. Volksmedizinisch wird er allgemein als „Stärkungsmittel“ bezeichnet.

Lupine

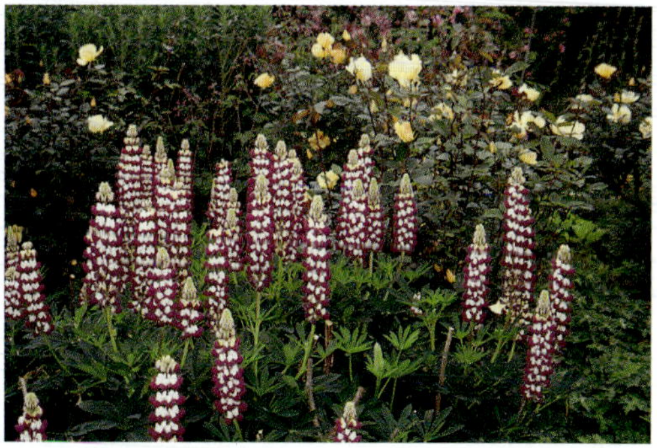

Lupinus sp.
Familie: Schmetterlingsblütler (*Fabaceae*)
Volksname: Wolfsbohne

giftig + bis stark giftig ++

Allgemeine Informationen

Vor allem die Vielblättrige Lupine (*L. polyphyllos* Lindley) wird als Zierstaude im Garten gepflanzt. Die Gelbe Lupine (*L. luteus* L.) wird im Garten gerne zur Gründüngung eingesetzt, weil sie den Boden lockert und auf natürliche Weise mit pflanzenverfügbarem Stickstoff anreichert. Lupinen werden teilweise auch als nahrhaftes Wildfutter angesät und verwildern häufig an Wegrändern und auf Waldlichtungen.

Inhaltsstoffe, Giftwirkung

Die giftigen Pflanzenteile sind die Samen. Mehrere Alkaloide wurden nachgewiesen. Vergiftungserscheinungen sind Speichelfluss, Erbrechen, Herzrhythmusstörungen, von den Beinen aufsteigende Lähmung, Tod durch Atemlähmung.
Nicht alle Lupinenarten sind gleich giftig. Aus den Samen der Süßlupine (*L. luteus* L.) und der Weißen Lupine (*L. albus* L.) werden „vegetarische Schnitzel“ und ähnliche Produkte, wie sie auch aus Soja hergestellt werden, in Reformhäusern und Bio-Läden angeboten. Von den Inhaltsstoffen her, sind diese Zubereitungen ernährungsphysiologisch sehr wertvoll und selbstverständlich unschädlich.

Erste Hilfe bei Vergiftung

Kohle-Aufschwemmung (10 Gramm) trinken lassen, bei größerer Giftaufnahme ärztliche Behandlung.
Vergiftungen bei Tieren werden Lupinose genannt. Es kommt zu einer Schädigung der Leber und der Nieren. Bei trächtigen Tieren erleidet der Fötus Missbildungen oder es kommt zum Abort. Schafe sind besonders empfindlich.

> Die Lupine ist ein Musterbeispiel dafür, dass Pflanzen, die von Schädlingen oder Pilzkrankheiten befallen sind, sehr viel mehr Giftstoffe enthalten als gesunde Pflanzen. Von einem bestimmten Alkaloid wurde die zehnfache Menge gemessen im Vergleich zu gesunden Pflanzen.

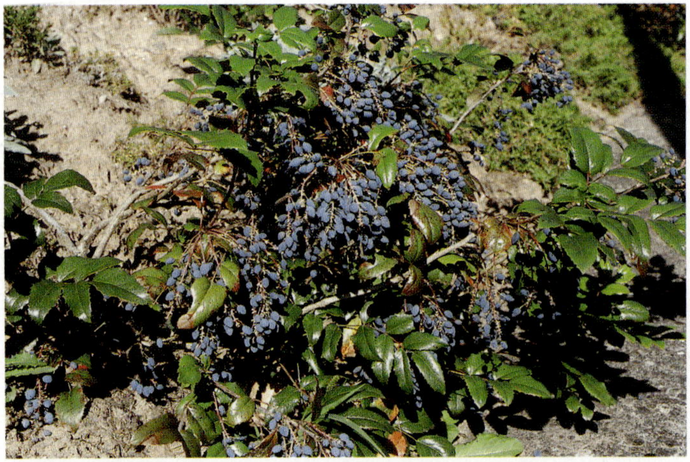

Mahonie

Mahonia aquifolium (Pursh) Nutt.
Familie: Berberitzengewächse (*Berberidaceae*)

Beeren schwach giftig (+), Wurzeln und Rinde giftig +

Allgemeine Informationen

Die Heimat dieses immergrünen Strauches ist der westliche Teil Nordamerikas. In Europa ist die Mahonie ein beliebter Zierstrauch.

Inhaltsstoffe, Giftwirkung

Hauptwirkstoffe sind verschiedene Alkaloide, vor allem Berberin, das auch in der Berberitze vorkommt. Hauptsächlich giftig sind Rinde und Wurzel. Sie können Benommenheit und Nierenreizungen hervorrufen. Die schwach giftigen Früchte führen in der Regel nur dann zu Erbrechen und Durchfall, wenn größere Mengen (ca. über 50) verzehrt werden.

Erste Hilfe bei Vergiftung

Bei Aufnahme der Rinde Kohle-Aufschwemmung (10 Gramm) trinken lassen, ärztliche Behandlung. Bei Vergiftungserscheinungen durch Beeren: Kohle-Aufschwemmung trinken lassen.

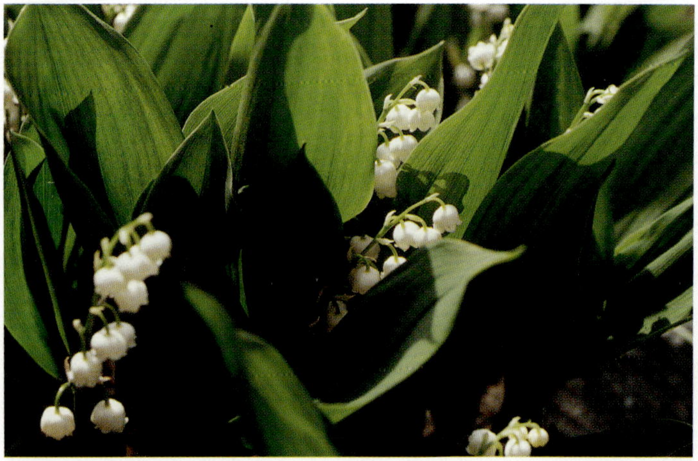

Maiglöckchen

Convallaria majalis L.
Familie: Maiglöckchengewächse (*Convallariaceae*)
Volksnamen: Marienglöckchen, Schneetropfen, Maienlilie

giftig + bis stark giftig ++, haut- und augenreizend

Allgemeine Informationen

Das Maiglöckchen kommt wildwachsend in schattigen Laubwäldern vor. Es steht unter Naturschutz. Auch als Gartenpflanze ist es beliebt.

Inhaltsstoffe, Giftwirkung

Über die Giftigkeit des Maiglöckchens sind die Angaben in der Fachliteratur höchst unterschiedlich. Sicher ist das Maiglöckchen stark giftig, aber eine Pflanze, die in der Volksmedizin eine so wichtige Rolle spielte, kann eigentlich nicht so giftig sein, wie bisweilen behauptet wird.
Alle Pflanzenteile sind giftig, besonders die roten Früchte. Wichtigste Inhaltsstoffe sind herzwirksame Glykoside, von denen im Maiglöckchen bisher 38 verschiedene analysiert wurden.
Bei Berührung der Pflanze kann es zu Haut- und Augenreizungen kommen. Bei innerer Aufnahme wurden nach dem Verzehr von bis zu 5 Beeren Übelkeit und Durchfall beobachtet, bei größerer Menge Herzrhythmusstörungen, Schwindel und Brustbeklemmung ausgelöst. Zunächst kommt es zu hohem Blutdruck, der dann rapide abfällt.

Behandlung bei Vergiftung

Kohle-Aufschwemmung (10 Gramm) trinken lassen, unbedingt ärztliche Behandlung.

Heilkunde

Medikamente mit Maiglöckchenglykosiden gehören zu den wichtigsten Arzneimitteln bei der Behandlung chronischer Herzschäden, Herzschwäche nach Infektionen und verschiedenen anderen Herzerkrankungen.
Die Präparate sind zur Selbstmedikation nicht geeignet.
Die Homöopathie verwendet Zubereitungen in unterschiedlicher Potenz ebenfalls bei verschiedenen Herzerkrankungen.

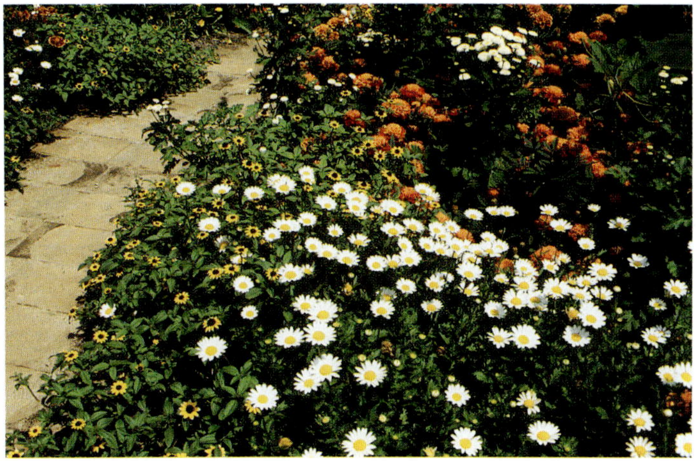

Margerite, Wucherblume

Leucanthemum sp.
Familie: Korbblütler (*Asteraceae*)

hautreizend, fototoxisch, Pollen stark allergisierend

Allgemeine Informationen

Es gibt einige wildwachsende Margeriten-Arten und auch eine Reihe von Gartenformen.

Allergologische Informationen

Die erste Fallbeschreibung über eine Kontaktdermatitis bezieht sich auf die Margerite und stammt bereits aus dem Jahre 1887. Dennoch sind die verantwortlichen Inhaltsstoffe bis heute nicht gefunden worden. Kreuzreaktionen treten auf bei Personen, die gegen andere Korbblütler allergisch sind, z.B. Hundskamille, Rainfarn, Mutterkraut und Astern.

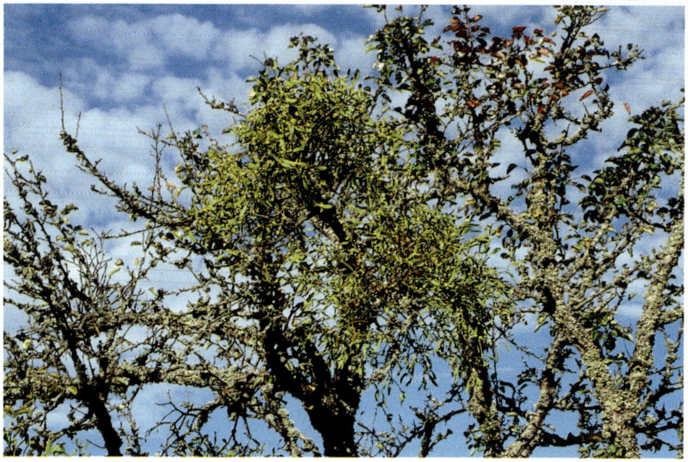

Mistel

Viscum album L.
Familie: Mistelgewächse (*Viscaceae*)

giftig + oder wenig giftig (+)

Allgemeine Informationen

Die Mistel wächst als Halbschmarotzer auf Bäumen. Die Früchte sind weiße Beeren mit klebrigem Fruchtfleisch.

Inhaltsstoffe, Giftwirkung

Hauptwirkstoffe sind Viscotoxine, außerdem sind drei Lektine nachgewiesen. Die Giftigkeit der Mistel hängt sehr stark von der Wirtspflanze ab. Am giftigsten sind die Misteln auf Linde, Ahorn, Walnuss, Pappel und Robinie, am wenigsten diejenigen, die auf Apfelbäumen wachsen. Viscotoxine wirken ähnlich wie Bienengift, das heißt, bei Injektion bilden sich an der Einstichstelle Quaddeln. Die Beeren enthalten je nach Wirtspflanze entweder kein oder viel Viscotoxin, so dass manchmal die Beeren ohne Probleme vertragen werden, manchmal kommt es, besonders bei Kindern, zu Erbrechen, blutigem Stuhl und Koliken. Bei Kleinkindern sollen schon Todesfälle vorgekommen sein.
Die in der Mistel enthaltenen Lektine unterdrücken die Zellteilung.

Behandlung bei Vergiftung

Oft genügt das Trinken von Saft oder Tee, bei stärkerer Übelkeit Kohle-Aufschwemmung (10 Gramm) trinken lassen, notfalls symptombezogene ärztliche Behandlung.

Heilkunde

Die ersten Hinweise auf die medizinische Verwendung der Mistel finden sich bereits vor 2 500 Jahren. Mistelpräparate werden zur Vorbeugung und Linderung bei arteriosklerotischen Beschwerden eingesetzt. Die anthroposophische Medizin verwendet Injektionen mit Präparaten aus der Eichenmistel gegen Krebserkrankungen.

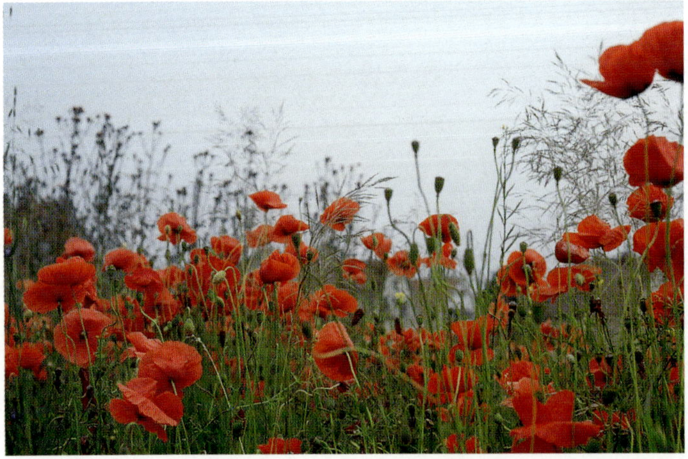

Mohngewächse

Familie: *Papaveraceae*

giftig + bis stark giftig ++, manche Arten hautreizend

Allgemeine Informationen

Eine ganze Reihe von Mohngewächsen kommen wildwachsend vor. Am bekanntesten ist wohl der Klatsch-Mohn (*Papaver rhoeas* L.). In der Fachliteratur [1, S. 491] wird er als „giftig +“ eingestuft. Gegenwärtig sind Vergiftungen mit dem Klatschmohn selten. Früher hingegen waren sie bei Kindern recht häufig, denn der Klatschmohn war ein sehr beliebtes Spielzeug. Man zerkaute auch immer einmal die Samenkapseln, was zu starker Übelkeit und Gleichgewichtsstörungen führte. Dies brachte man aber nicht mit dem Klatschmohn in Verbindung.
Klatschmohn war in den letzten Jahrzehnten als Ackerbeikraut ziemlich selten. Die Bestände scheinen wieder anzusteigen. Eltern sei hiermit geraten, Kinder rechtzeitig zu warnen.
Einige Mohngewächse besitzen einen Milchsaft, wie z. B. der Schlaf-Mohn (*Papaver somniferum* L.) und das Schöllkraut (*Chelidonium majus* L.).

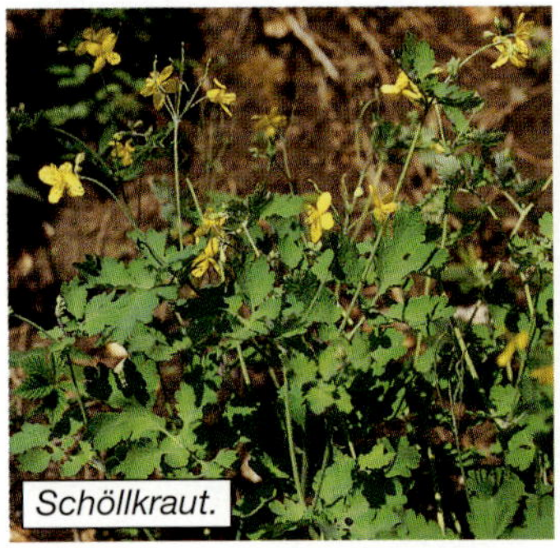

Schöllkraut.

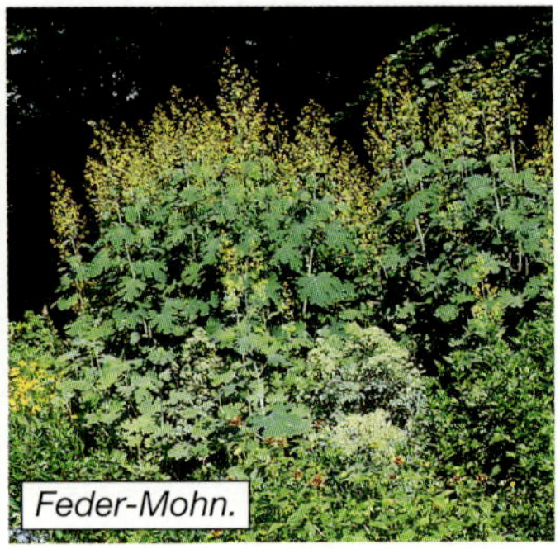

Feder-Mohn.

Der Anbau von Schlaf-Mohn, auch als Gartenpflanze, fällt unter das Betäubungsmittelgesetz und ist verboten bzw. bedarf einer Sondergenehmigung.
Aus der Familie der Mohngewächse gibt es eine Reihe von Gartenpflanzen, z. B. den Türkischen Mohn (*Papaver orientale* L.), den Feder-Mohn (*Macleya cordata* (Willd.) R. Br.), das Tränende Herz (*Dicentra spectabilis* (L.) Lem.) und den Gold-Mohn (*Eschscholzia californica* Cham.). Von den wildwachsenden Mohngewächsen, die auch im Gartenbereich nicht selten auftreten, wären der Erdrauch (*Fumaria officinalis* L.) und das Schöllkraut zu nennen.

Inhaltsstoffe, Giftwirkung

Alle Mohngewächse enthalten zahlreiche Alkaloide, z. B. Rhoeadin, für den Schlafmohn sind die Opiumalkaloide charakteristisch.
Die Alkaloide der Mohngewächse haben recht unterschiedliche Wirkungen, teils erregend bis zur Raserei, teils lähmend, wie es beim Rohopium bekannt ist. Die Schöllkrautalkaloide wirken leicht betäubend und auf die Muskulatur der Bronchien und des Darmes erschlaffend. Ähnliches gilt für den Erdrauch. Der Milchsaft der Mohngewächse wirkt bisweilen hautreizend, besonders bei Personen, die beruflich viel mit diesen Pflanzen umgehen.

Erste Hilfe bei Vergiftung

Kohle-Aufschwemmung (10 Gramm) trinken lassen, symptombezogene ärztliche Behandlung.

Heilkunde

Morphin, das aus Rohopium hergestellt werden kann, lindert sehr starke Schmerzen, indem es auf das Schmerzzentrum im Gehirn einwirkt, so dass die „Bewertung“ der Schmerzen und damit die Schmerzempfindung beeinflusst wird.
Schöllkraut hat in der Medizin eine lange Tradition besonders zur Behandlung von Krämpfen in den Gallewegen und im oberen Magen-Darm-Trakt. Die Einzeldroge wird nicht mehr angewendet, sondern nur in Form von Teemischungen oder kombinierten Fertigpräparaten. Der gelbe Milchsaft des Schöllkrauts hat in der Volksmedizin einen ausgezeichneten Ruf für die Behandlung von Warzen.
Erdrauch wird traditionsgemäß ebenfalls bei Magen-Darmleiden und Gallebeschwerden eingesetzt.

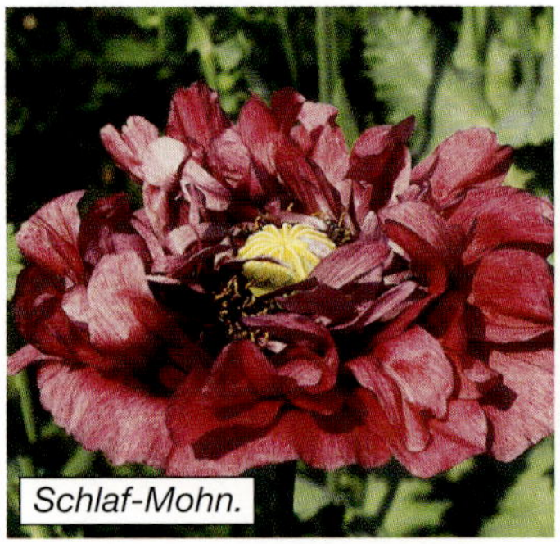

Schlaf-Mohn.

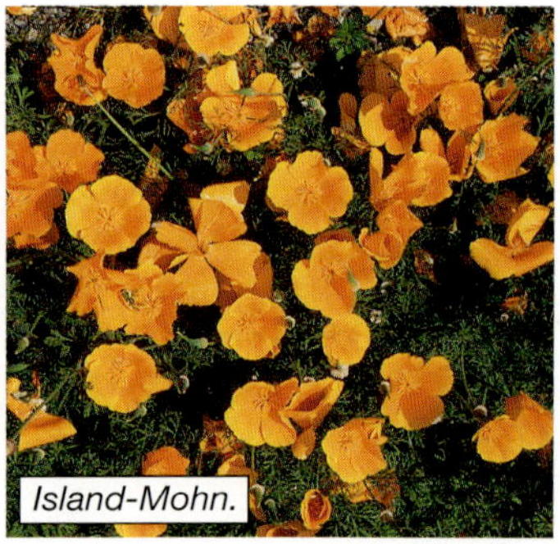

Island-Mohn.

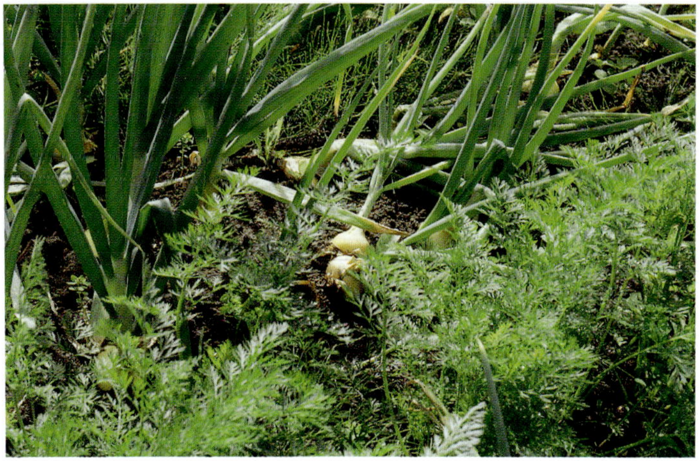

Möhre, Gelbe Rübe

Daucus carota L. ssp. *sativus*
Familie: Doldenblütler (*Apiaceae*)
Volksnamen: Karotte, Mohrrübe

mittelstark allergisierend, fotosensibilisierend

Allgemeine Informationen

Bezüglich der Inhaltsstoffe, gehört die Gelbe Rübe zu den besonders wertvollen Lebensmitteln. Sie ist auch eine wichtige Futterpflanze.

Inhaltsstoffe, Allergien

In der Wurzel ist das ernährungsphysiologisch wertvolle Karotin (= Provitamin A) enthalten, aber auch ein Haupt- und mehrere Nebenallergene. Sie machen die Gelbe Rübe zum zweithäufigsten Auslöser von allergischen Soforttypreaktionen mit Nasenschleimhaut- und Bindehautentzündung, Lippen- und Zungenödemen sowie Kehlkopfentzündung. Bisweilen treten Krämpfe der Bronchien auf.
Die Antigene (= allergisierende Stoffe) sind hitzeempfindlich. Dies bestätigt die Beobachtung, dass gekochte Rüben von Allergikern meistens problemlos vertragen werden. Personen mit einer Birkenpollen- und Sellerieallergie zeigen eine überdurchschnittlich hohe Sensibilisierungspotenz. Auch mit Kartoffel, Haselnuss, Apfel, Beifußpollen und Pfirsich besteht eine Antigengemeinschaft.
Das Laub wirkt fotosensibilisierend (S. 14), besonders wenn die Pflanze von Pilzerkrankungen befallen ist.

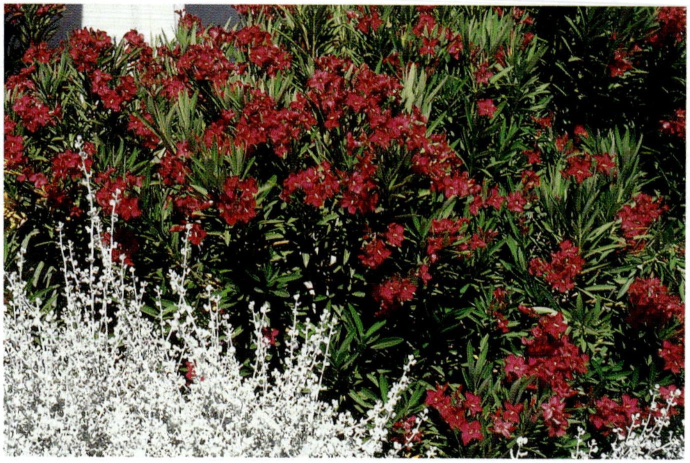

Oleander

Nerium oleander L.
Familie: Hundsgiftgewächse (*Apocynaceae*)
Volksnamen: Rosenlorbeer, Lorbeerrose

stark giftig ++

Allgemeine Informationen

Der Oleander stammt aus dem Mittelmeergebiet und ist bei uns eine sehr beliebte Kübelpflanze.

Inhaltsstoffe, Giftwirkung

Für die giftigen Eigenschaften sind verschiedene Glykoside verantwortlich, vor allem das Oleandrin. Zur Blütezeit ist der Giftgehalt in der gesamten Pflanze am höchsten. Zunge und Rachen werden gefühllos, es kommt zu Übelkeit, Erbrechen, Krämpfen und Herzrhythmusstörungen. Bei größerer Giftaufnahme kann der Tod durch Schock und Atemlähmung eintreten. Es sollen schon Vergiftungen durch Honig vorgekommen sein, der überwiegend von Oleanderblüten stammte. Dies ist jedoch in Mitteleuropa nicht möglich. Aus den USA gibt es Berichte, nach denen Vergiftungen und sogar Todesfälle auftraten, weil Oleanderäste als Fleischspieße für Barbecue verwendet wurden.
Ähnliche Informationen über die Giftwirkung gelten für andere Hundsgiftgewächse, z.B. Dipladenie (*Dipladenia*-Arten und –Hybriden), Madagaskarpalme (*Pachypodium lamerei* Drake) und Wüstenrose (*Adenium obesum* (Forssk.) Roem. et Schult.).
Oleander ist auch für Tiere sehr giftig, in manchen Ländern heißt der Oleander sogar „Horsekiller“ = Pferdemörder.

Behandlung bei Vergiftung

Kohle-Aufschwemmung (10 Gramm) trinken lassen, bei größerer Giftaufnahme klinische Behandlung.

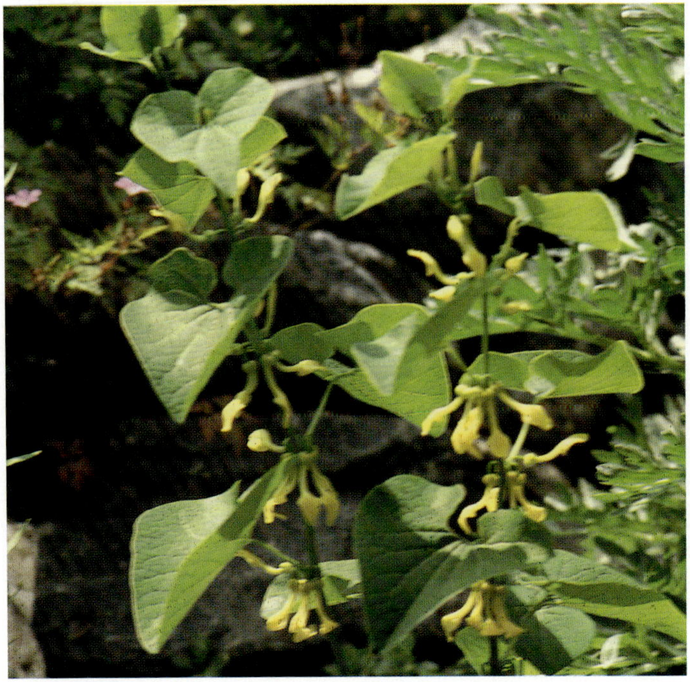

Osterluzei

Aristolochia clematitis L.
Familie: Osterluzeigewächse (*Aristolochiaceae*)
Volksnamen: Pfeifenblume, Wolfskraut, englisch: Birthwort = Geburtskraut

giftig +

Allgemeine Informationen

Die Heimat der Osterluzei ist das Mittelmeergebiet. In wärmeren Gegenden Deutschlands ist sie in Weinbergen und an sonnigen Hängen verwildert.

Inhaltsstoffe, Giftwirkung

Hauptwirkstoff ist die Aristolochiasäure. Sie führt zu Erbrechen, Magen-Darmentzündung, Blutdrucksenkung und bei hoher Dosis Tod im Koma. Vergiftungen kamen früher häufiger vor, weil die Osterluzei in der Geburtshilfe und für Abtreibungen verwendet wurde. Aristolochiasäure erwies sich im Tierversuch als krebserregend. Deshalb wurde der Vertrieb von aristolochiahaltigen Medikamenten bereits 1982 vom Bundesgesundheitsamt untersagt.

Heilkunde

Die Homöopathie verwendet Aristolochia bei körperlich-psychischen Störungen in den Wechseljahren.

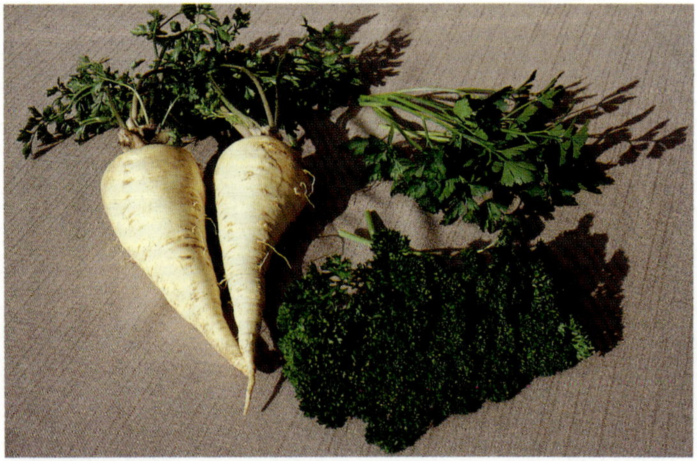

Petersilie

Petroselinum crispum (Mill.) Nyman ex A.W. Hill
Familie: Doldenblütler (*Apiaceae*)

Früchte leicht giftig (+)

Allgemeine Informationen

Petersilie soll eine Giftpflanze sein? Antwort: Die Dosis macht's. Bei normaler Verwendung der Blätter zum Würzen und der Wurzeln zu Gemüse sind Vergiftungen nicht zu befürchten.

Inhaltsstoffe, Giftwirkung

Die ätherischen Öle Apiol und Myristin sind für den Duft, aber bei Überdosierung auch für die Giftwirkung verantwortlich. Bei Überdosierung, besonders der Samen, kommt es zu gesteigerter Zusammenziehung der glatten Muskulatur von Blase, Darm und Uterus. Häufige Überdosierung von Apiol führt zu Leberberfettung und Schädigung der Nierenschleimhäute. Überdosierung kommt deshalb vor, weil Petersilienfrüchte volksmedizinisch zur drastischen Nierenanregung (= Blutreinigung) verwendet werden.
Wegen der beschriebenen problematischen Nebenwirkungen bei höherer Dosierung wird gegenwärtig von der medizinischen Verwendung der Samen abgeraten.
Durch ihren Gehalt an Furocumarinen kann es bei intensivem Kontakt und Sonnenlicht besonders dann zu Fotosensibilisierung (S. 14) kommen, wenn die Petersilie von einer Pilzerkrankung befallen ist.
In früheren Zeiten wurde stets vor Verwechslung mit der Hundspetersilie (*Aethusa cynapium* L.), die sehr giftig ist und als Gartenunkraut vorkam, gewarnt. Inzwischen ist die Pflanze sehr selten.

Behandlung nach Überdosierung

Kohle-Aufschwemmung (10 Gramm) trinken lassen, bei Spätfolgen ärztliche Behandlung.

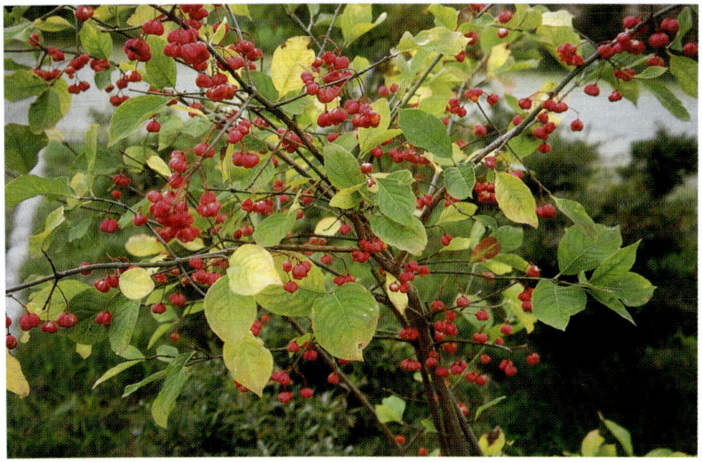

Pfaffenhütchen

Euonymus europaeus L.
Familie: Spindelbaumgewächse (*Celastraceae*)

stark giftig ++

Allgemeine Informationen

Das Pfaffenhütchen ist in Europa und Asien an Waldrändern, Abhängen und in Heckenbereichen verbreitet. Es gibt noch einige andere Arten mit etwas unterschiedlichen Früchten.

Inhaltsstoffe, Giftwirkung

Alle Pflanzenteile sind giftig, besonders die Früchte. Sie enthalten sehr spezielle Glykoside und Alkaloide. Vergiftungssymptome treten oft erst nach 12 bis 18 Stunden auf, mit Übelkeit, Krämpfen, blutigem Durchfall, Herzrhythmusstörungen und eventuell Schock. Es sind auch schon Todesfälle vorgekommen.
Auch Tiere sind durch das Verzehren von Zweigen und Zweigspitzen gefährdet.

Behandlung nach Vergiftung

Kohle-Aufschwemmung (10 Gramm) trinken lassen, symptombezogene ärztliche Behandlung.

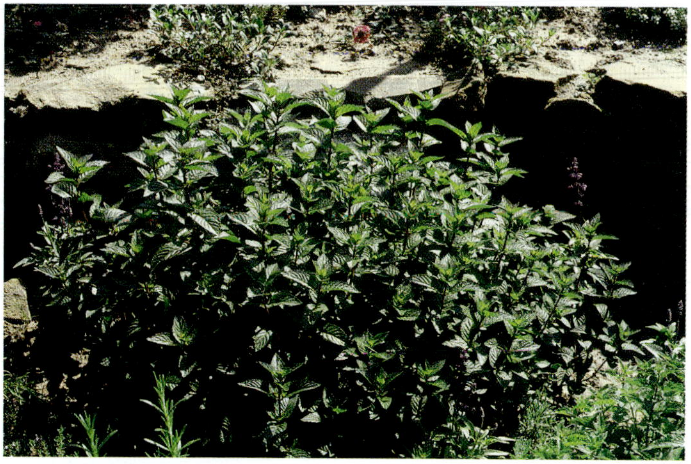

Pfefferminze

Mentha piperita L. und andere Arten
Familie: Lippenblütler (*Lamiaceae*)

Allgemeine Informationen

In der einheimischen Flora gibt es einige wildwachsende Minzearten. Von den Gartenformen ist die Pfefferminze, die es in zahlreichen Sorten gibt, am bekanntesten. Sie ist keine wildwachsende Pflanze, sondern im 19. Jahrhundert als Ergebnis von Kreuzungen verschiedener Minzen entstanden. Vom Sammeln wildwachsender Minzearten und der Anwendung als Tee wird abgeraten. Allenfalls die Wasser-Minze (*Mentha aquatica* L.) dürfte völlig unschädlich sein. **Giftig (+)** ist vor allem die Polei-Minze (*M. pulegium* L., links), die früher zur Bekämpfung von Flöhen (Pulex = Floh) verwendet wurde. Im eigenen Bekanntenkreis kam es bei einer Gruppe naturverbundener Personen, die aus wildwachsender, frischer Polei-Minze einen Tee zubereiteten, zu Vergiftungserscheinungen mit narkoseähnlichen Lähmungen und Kreislaufproblemen.

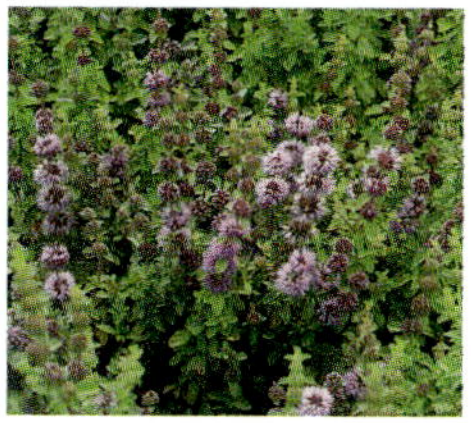

Inhaltsstoffe, Wirkung

Die Minzen enthalten ein Gemisch aus ätherischen Ölen. Am bekanntesten ist das Menthol aus der Pfefferminze. Das Einatmen von Menthol ist, wie bereits beschrieben (S. 9), für Säuglinge und Kleinkinder sehr gefährlich.
Die Polei-Minze enthält als Hauptinhaltsstoff das giftige ätherische Öl Pulegon. Dazu kommen weitere ätherische Öle, z. B. Piperiton, das auch ein wichtiger Inhaltsstoff von Eukalyptus ist.
Polei-Minze wurde früher in hoher Dosierung auch für Abtreibungen benutzt, was für die werdende Mutter oft zu schweren Vergiftungen mit teilweise tödlichem Ausgang führte.

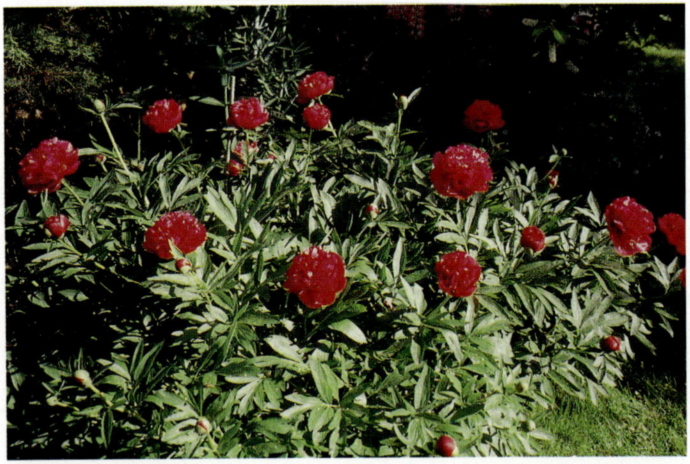

Pfingstrose

Paeonia spp.
Familie: Pfingstrosengewächse (*Paeoniaceae*)
Volksnamen: Bauernrose, Gichtrose

giftig +

Allgemeine Informationen

Die Echte Pfingstrose (*Paeonia officinalis* L.) kommt wildwachsend im südlichen Teil der Alpen vor. Es gibt zahlreiche Gartensorten, besonders von der aus China stammenden Garten-Pfingstrose (*Paeonia lactiflora* Pall.).

Inhaltsstoffe, Giftwirkung

Über die Inhaltsstoffe der Pfingstrosen ist wenig bekannt, über die Giftigkeit bzw. Ungiftigkeit wird spekuliert. Es ist aber erwiesen, dass nach dem Zerbeißen der Samenkapseln Übelkeit, Kolikschmerzen und Durchfall auftreten können.

Heilkunde

Früher war *Paeonia officinalis* eine sehr geschätzte Heilpflanze zur Behandlung von Gicht, Epilepsie und Darmerkrankungen. Das ehemalige BGA hielt die Heilwirkungen für nicht belegt und lehnte, gerade auch im Hinblick auf die Giftigkeit, den Gebrauch ab.

Behandlung bei Vergiftung

Kohle-Aufschwemmung (10 Gramm) trinken lassen, viel Tee oder Himbeersaft trinken lassen.

Rainfarn

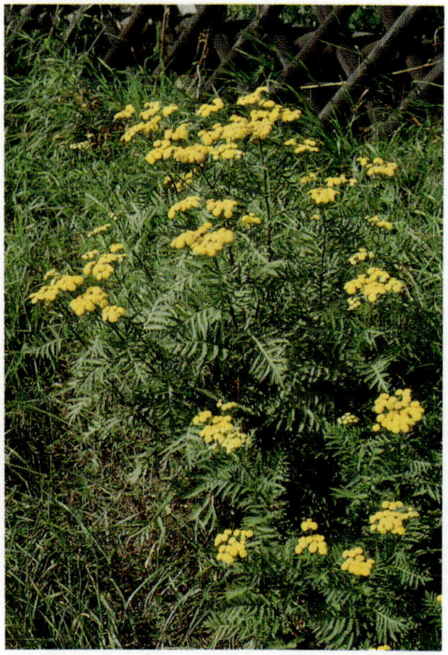

Tanacetum vulgare L.
Familie: Korbblütler (*Asteraceae*)
Volksnamen: Michelkraut, Rehfarn, Wurmkraut

giftig +, mittelstark allergisierend

Allgemeine Informationen

Der Rainfarn ist eine ausdauernde Pflanze. Er kommt mit Ausnahme der Alpen in ganz Europa und Nordasien wildwachsend an Wegrändern, an Rainen und in der Ruderalflora häufig vor. In Bauerngärten hat der Krausblättrige Rainfarn (*T. vulgare* var. *crispum*) eine lange Tradition.

Inhaltsstoffe, Giftwirkung, Allergisierung

Hauptwirkstoffe sind verschiedene ätherische Öle, besonders Thujon. Für die Allergisierung, die sich meistens als Hautentzündung zeigt, sind Sesquiterpenlactone verantwortlich.
Vergiftungen waren früher häufiger, weil der Rainfarn als drastisches Mittel gegen Eingeweidewürmer und auch für Abtreibungen verwendet wurde. Beide Maßnahmen führten zu schweren Gesundheitsstörungen, häufig sogar zum Tod.
Vergiftungserscheinungen sind Erbrechen, Magen-Darmentzündungen, starke Rötung des Gesichts, schließlich Bewusstlosigkeit mit Krämpfen und bei Frauen Uterusblutungen. Langzeitwirkungen sind Nieren- und Leberschädigungen.
Allergisierungen gegen Rainfarn treten meistens deswegen auf, weil Rainfarntee im naturnahen Garten gerne als Mittel gegen Pflanzenschädlinge benutzt wird. Wenn jemand gegen andere Korbblütler sensibilisiert ist, führt der Kontakt mit dem Rainfarn häufig zu Kreuzallergien.
Rainfarn wird in der Regel von Weidetieren gemieden, aber bisweilen kommen dennoch Vergiftungen vor.

Erste Hilfe bei Vergiftung

Kohleaufschwemmung (10 Gramm) trinken lassen, möglichst sofortige ärztliche Behandlung, wobei Magenentleerung durch Auslösen von Erbrechen zu raten ist.

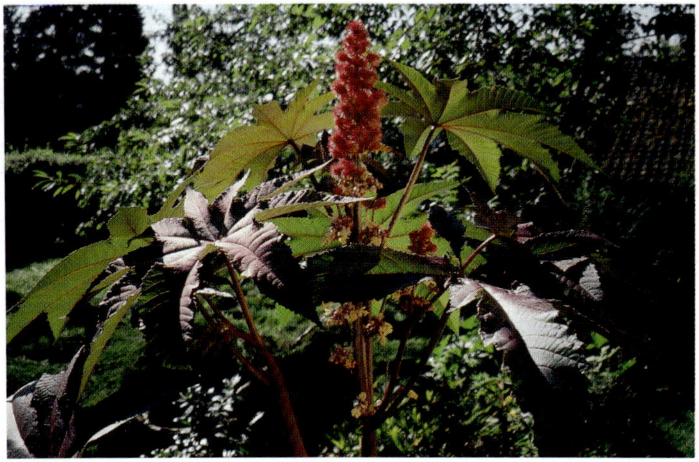

Rizinus

Ricinus communis L.
Familie: Wolfsmilchgewächse (*Euphorbiaceae*)
Volksnamen: Wunderbaum, Christuspalme

sehr stark giftig +++, stark allergisierend

Allgemeine Informationen

Der Rizinus stammt aus tropischen Regionen und ist nur als Kulturpflanze bekannt. In Mitteleuropa wird er als Zierpflanze in Parkanlagen und Gärten verwendet. Die Blüten stehen in endständigen Rispen. Die Samen in den stacheligen Früchten sind glänzend braun.

Inhaltsstoffe, Giftwirkung, Allergisierung

Hauptwirkstoff ist das Ricin (Toxalbumin), ein giftiger Eiweißstoff. Das Gift ist speziell in den einladend aussehenden Samen enthalten. Für Kinder sind schon 5 bis 6, für Erwachsene 10 bis 20 Samen tödlich. Die Folgen einer Vergiftung sind blutiger Durchfall, Nierenentzündung, Leberschaden, schließlich Kreislaufkollaps.
Der nach der Gewinnung von Rizinusöl verbleibende Rizinusschrot wird im naturnahen Garten gerne als Dünger verwendet. Er kann starke Allergien auslösen. Die Sensibilisierungsquote ist sehr hoch. Rizinusstaub kann zu aerogener Kontaktdermatitis (S. 14) führen und schwere Allergien vom Soforttyp an den Atmungsorganen auslösen.

Behandlung bei Vergiftung

Sofort Kohle-Aufschwemmung (10 Gramm) trinken lassen, unbedingt ärztliche Behandlung.

Heilkunde

Rizinusöl ist ein wichtiges und sehr sicheres Abführmittel, das früher vorwiegend, aber auch heute noch oft eingesetzt wird. Im Dauergebrauch darf es nicht verwendet werden. Rizinusöl ist teilweise auch in kosmetischen und medizinischen Haarwässern zur Pflege trockener Kopfhaut enthalten.

Robinie

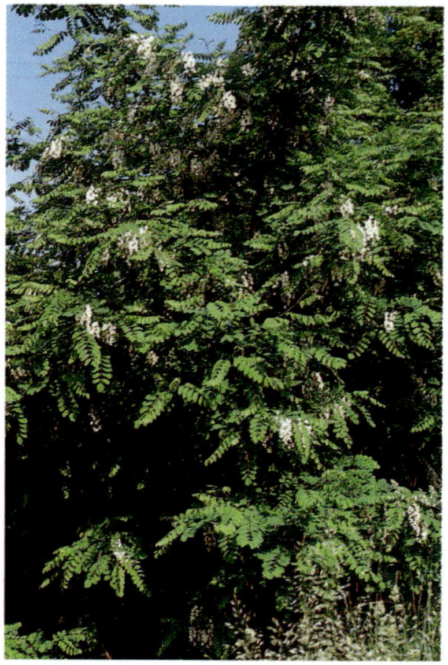

Robinia pseudoacacia L.
Familie: Schmetterlingsblütler (*Fabaceae*)
Volksnamen: Akazie, Scheinakazie

stark giftig ++, Pollen allergisierend

Allgemeine Informationen

Die Robinie stammt aus Nordamerika. Sie wurde zunächst in Europa zur Bodenbefestigung an Hängen und Dämmen gepflanzt und breitete sich dann stark aus. Sie hat wohlriechende Blüten, die von den Bienen gerne aufgesucht werden.

Inhaltsstoffe, Giftwirkung, Allergisierung

Die ganze Pflanze ist giftig, besonders die Rinde und die Früchte. Der Hauptwirkstoff ist Robin, ein hochgiftiger Eiweißstoff. Er ist dem aus den rohen Bohnen bekannte Stoff Phasin (S. 31) in der Zusammensetzung und Wirkung sehr ähnlich.
Innerhalb einer Stunde nach innerer Aufnahme kommt es zu Erbrechen, zeitweise krampfhaften Zuckungen, Apathie und Pupillenerweiterung. Nach dem Kauen der Samen oder durch den eingeatmeten Staub beim Drechseln von Robinienholz sind schon Todesfälle vorgekommen.
Auch bei Tieren, besonders bei Pferden, wird von Todesfällen berichtet, z. B. wenn die Einzäunung der Koppel aus Robinienholz besteht, an dem die Pferde knabbern [Lit. 1, S. 571].
Durch Robinienpollen können Allergien auftreten, wenn sich ein Allergiker nahe bei blühenden Robinien aufhält und den Pollen einatmet. Auch durch „Akazienhonig“ = Robinienhonig, der nicht wärmebehandelt ist, kann es zu Allergien kommen.

Behandlung bei Vergiftung

Sofort Kohle-Aufschwemmung (10 Gramm) trinken lassen, unbedingt ärztliche Behandlung.

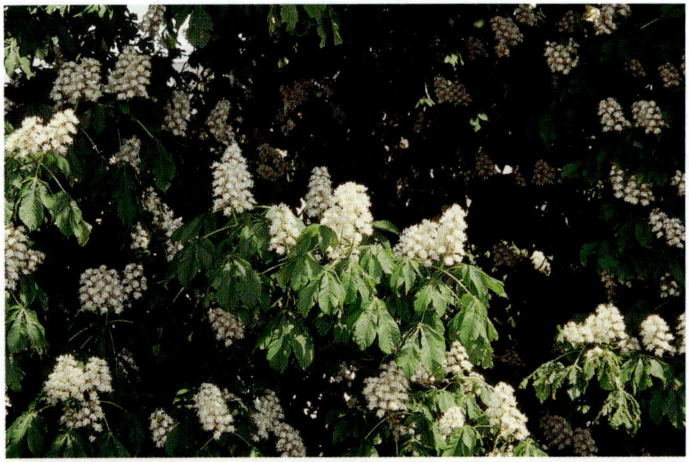

Rosskastanie

Aesculus hippocastanum L.
Familie: Rosskastaniengewächse (*Hippocastanaceae*)
Volksnamen: Gichtbaum, Saukastanie

schwach giftig (+), Pollen allergisierend

Allgemeine Informationen

Die Rosskastanie wird oft einfach nur „Kastanie" genannt. Sie ist ein sehr beliebter Allee- und Parkbaum in verschiedenen Sorten und Formen. Die glänzend braunen Samen sind für Kinder ein beliebtes Spielzeug und Bastelmaterial. Deshalb sind Kinder besonders gefährdet.

Inhaltsstoffe, Giftwirkung

Besonders giftig sind die unreifen Samen und deren grüne Schalen. Nicht alle Wirkstoffe sind bekannt, der wichtigste ist Aescin, ein Saponin. Dazu kommen Gerbstoffe und Flavonglykoside.
Vergiftungserscheinungen bei Verzehr der Früchte sind Erbrechen, Durchfall, starker Durst, Unruhe, Rötung des Gesichts, Angst, Bewusstseinsstörungen.

Allergien

Obwohl Kastanien von Insekten bestäubt werden, können bis zu 10% der Pollenallergien im Frühjahr durch den Blütenstaub der Kastanien verursacht werden.

Behandlung bei Vergiftung

Kohle Aufschwemmung (10 Gramm) trinken lassen, wenn nötig Augen spülen, bei schwereren Störungen klinische Behandlung.

Heilkunde

Mehrere Venenmittel enthalten Aescin.

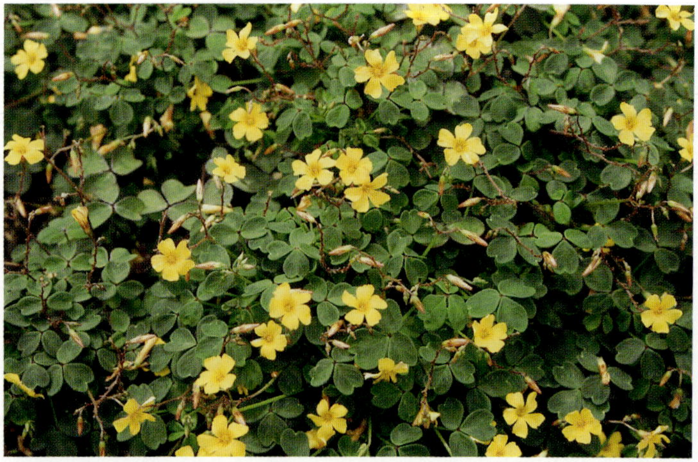

Sauerklee

Oxalis acetosella L.
Familie: Sauerkleegewächse (*Oxalidaceae*)

giftig +

Allgemeine Informationen

Sauerklee ist eine ausdauernde zarte Pflanze, die in lichten Wäldern wächst. Es gibt noch einige andere wildwachsende Sauerklee-Arten und einige Zierformen.

Inhaltsstoffe, Giftwirkung

Wichtigste giftige Inhaltsstoffe sind Oxalate (= Salze der Oxalsäure), die auch den erfrischenden, säuerlichen Geschmack erzeugen. In der eigenen Jugendzeit war es sehr gebräuchlich, auf Wanderungen „gegen den Durst" Sauerklee zu kauen. Gerade weil die Hemmschwelle so niedrig ist und weil die Giftigkeit der Oxalsäure oft nicht bekannt ist, gibt es mit Sauerklee häufiger Vergiftungen als mit anderen Pflanzen, die sehr viel giftiger sind. Wenn es damals einem Kind übel wurde oder wenn es ohnmächtig wurde, schrieb man das der Hitze oder sonstigen Umständen zu und nicht dem Sauerklee. Auch von Vergiftungen mit tödlichem Ausgang wird in der Fachliteratur berichtet [1, S. 486]. Zunächst ist der Puls schwach und unregelmäßig, der Blutdruck sinkt, es kommt zu Krämpfen, zentraler Lähmung und zum Tod im Koma.

Auch der **Sauerampfer** (*Rumex acetosa* L.) enthält Salze der Oxalsäure. Für ihn gelten die gleichen Angaben wie für den Sauerklee. Eventuell problematisch: Es gibt Gegenden, in denen Sauerampfer von der Wiese oder aus dem Garten traditionsgemäß zu den unverzichtbaren Frühlingskräutern für Suppen und Salate gehört. Auf jeden Fall sollte Sauerampfer stets mit Milch zubereitet werden. Hierbei besteht die

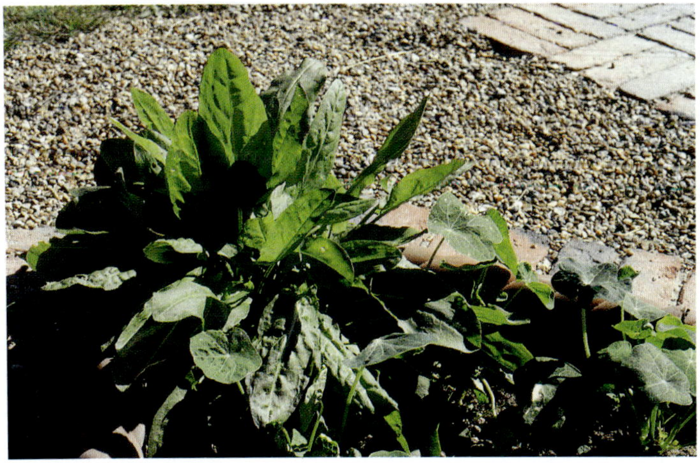

Chance, dass unlösliches Calciumoxalat entsteht. Was dann allerdings im sauren Milieu des Magens geschieht, ist nicht ganz klar.

Ähnliche Warnungen gelten für rohen **Rhabarber**. Auch er enthält Oxalsäure und sollte deshalb im rohen Zustand nicht gegessen werden. Der Oxalsäuregehalt steigt im Laufe des Frühjahrs an. Ab der zweiten Junihälfte sollte man auch auf gekochte Rhabarberspeisen verzichten.

Bei weidenden Tieren, vor allem Schafen und Pferden, sind durch den Sauerampfer und den **Krausen Ampfer** (*R. crispus* L.) schon tödliche Vergiftungen vorgekommen.

Behandlung bei Vergiftung

Kohle-Aufschwemmung (10 Gramm) trinken lassen, viel Tee oder Saft trinken lassen. Bei größerer Giftaufnahme ärztliche Behandlung.

Schafgarbe

Achillea millefolium L.
Familie: Korbblütler (*Asteraceae*)
Volksnamen: Gänsezungen, Grillenkraut, Schafrippl, Soldatenkraut

schwach bis mittelstark allergisierend

Allgemeine Informationen

Die Schafgarbe kommt wildwachsend häufig auf Wiesen und an Wegrändern vor. Es gibt auch eine Reihe von Zierformen für den Garten.

Inhaltsstoffe, Allergien

Hauptallergen der Schafgarbe ist das α-Peroxyachifolid. Allergien durch die Schafgarbe sind relativ selten, jedoch gibt es Kreuzreaktionen, wenn jemand gegen Chrysanthemen, Mutterkraut oder andere Korbblütler allergisch ist. Schafgarbe zählt zu den fünf wichtigsten Korblütlersippen, die am häufigsten Kreuzallergien auslösen. Dies gilt es zu bedenken, weil Schafgarbenextrakte häufig in Kräuterkosmetika und Kräuterbonbons enthalten sind.

Heilkunde

Schafgarbe gehört zu den besonders hochgeschätzten Heilpflanzen der Volksmedizin. Ihr wichtigster Einsatzbereich ist wegen der krampflösenden Wirkung die Frauenheilkunde. Auch Magen-, Darm- und Gallebeschwerden werden mit Teemischungen behandelt, in denen Schafgarbe enthalten ist.
Die Schafgarbe heißt auch „Soldatenkraut", weil man bei Verwundungen als Erste Hilfe gequetschte Schafgarbenblätter auf die Wunde drückte. Dadurch wurde die Blutung gestillt und die Wunde einigermaßen desinfiziert.

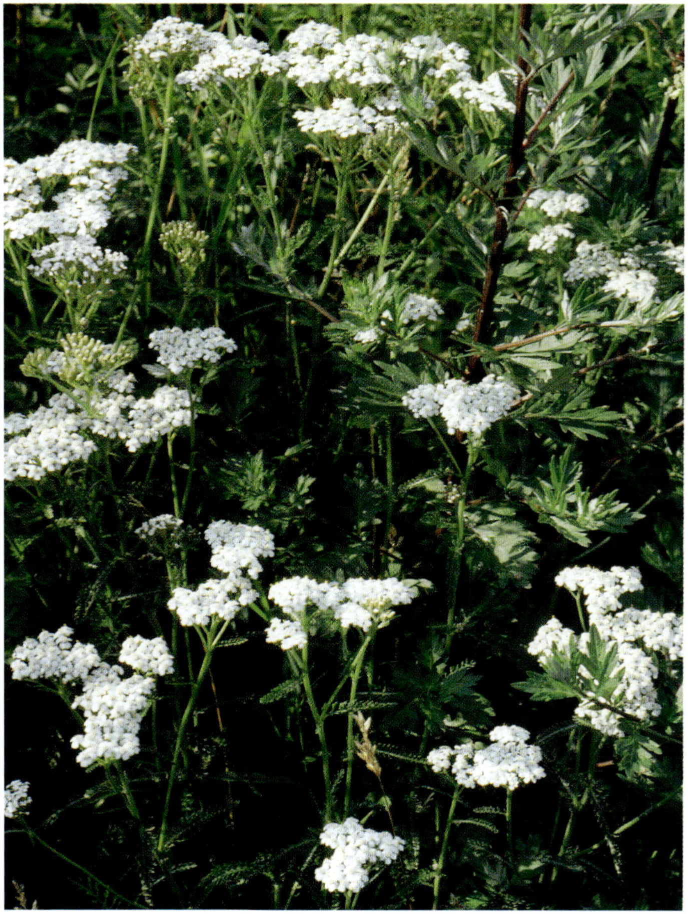

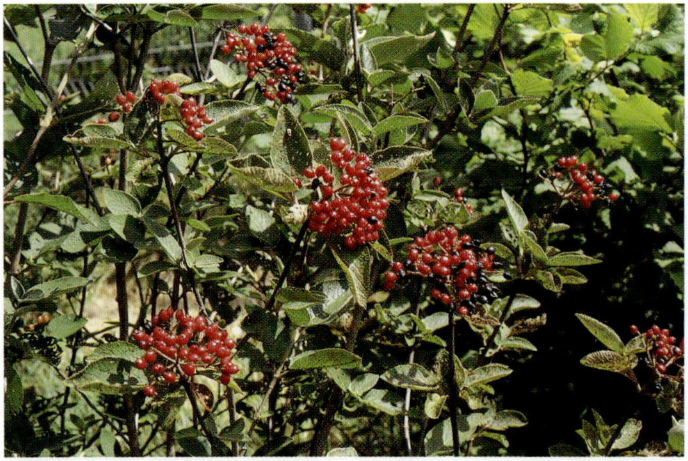

Schneeball-Arten

Viburnum spp.
Familie: Geißblattgewächse (*Caprifoliaceae*)

giftig +

Allgemeine Informationen

Wolliger Schneeball (*V. lantana* L.) und Gemeiner Schneeball (*V. opulus* L.) kommen von Mitteleuropa bis Asien an Waldrändern und an buschbewachsenen Abhängen vor. Es gibt auch eine Reihe von Gartenformen verschiedener Schneeballarten.

Inhaltsstoffe, Giftwirkung

Giftig sind die Rinde, die Blätter und die Beeren, besonders die unreifen Beeren. Hauptinhaltsstoff ist das Viburnin, ein harzartiger Bitterstoff. Dazu kommen Oxalate und Glykoside. Nach Giftaufnahme treten Übelkeit, Atemnot, Erbrechen, Erregung und Herzrhythmusstörungen auf.

Behandlung bei Vergiftung

Viel trinken lassen, bei größerer Giftaufnahme Kohle-Aufschwemmung (10 Gramm) trinken lassen und ärztliche Behandlung.

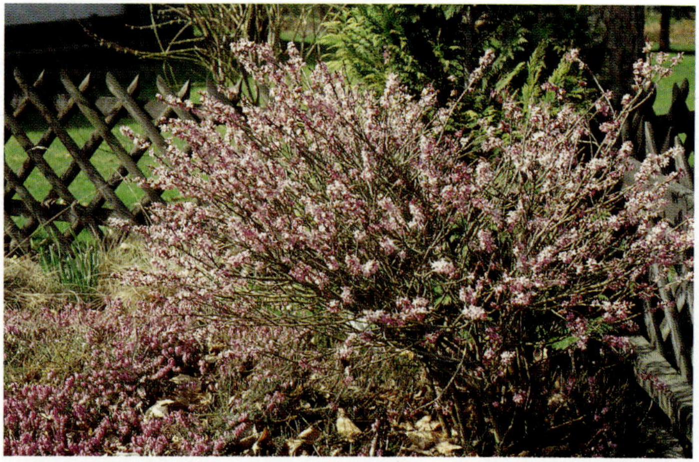

Seidelbast

Daphne mezereum L.
Familie: Seidelbastgewächse (*Thymeleaceae*)
Volksname: Kellerhals

sehr stark giftig +++, hautreizend

Allgemeine Informationen

Wildwachsend kommt der Seidelbast in lichten Wäldern und an Abhängen besonders auf Kalkböden vor. Er steht unter Naturschutz. Wegen seiner Blütezeit bereits im Vorfrühling ist er auch als Gartenpflanze beliebt.

Inhaltsstoffe, Giftwirkung

Besonders giftig sind die Beeren, genauer gesagt, die in ihnen enthaltenen Samen sowie die Rinde. Die Inhaltsstoffe Daphnin, ein Glykosid, und Daphnetoxin, ein giftiger Scharfstoff, sowie noch andere Gifte erzeugen Übelkeit, Fieber, Krämpfe und Lähmungen. Magen, Darm und Nieren werden schwer gereizt, schließlich kommt es zum Schock. Der äußere Kontakt mit frischer Rinde führt zu Entzündung der Haut bis zu geschwürigem Zerfall.

Behandlung bei Vergiftung

Kohle-Aufschwemmung (10 Gramm) trinken lassen, viel warmen Tee trinken, unbedingt ärztliche Behandlung. Bei Hautkontakt mit kaltem Wasser gründlich abwaschen.

Historisches

Trotz seiner Giftigkeit wurde der Seidelbast früher als Heilpflanze genutzt, vor allem als starkes Abführmittel (sehr gefährlich wegen Zerstörung der Magen- und Darmschleimhaut) und äußerlich auf der Haut als blasenziehendes Mittel.

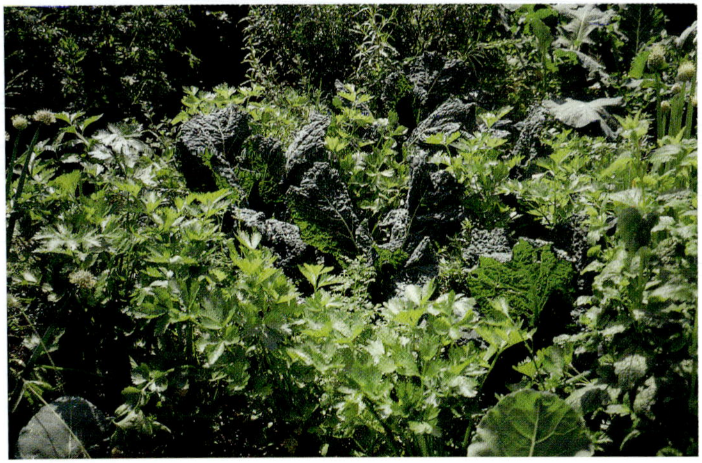

Sellerie

Apium graveolens L.
Familie: Doldenblütler (*Apiaceae*)
Volksnamen: Eppich, Gailwurz, Suppenkraut

mittelstark bis stark allergisierend, fotosensibilisierend

Allgemeine Informationen

Die Stammform des Sellerie kommt wildwachsend an den Küsten Europas, seltener im Binnenland auf salzhaltigen Böden vor. Er wird in verschiedenen Varianten im Garten angebaut. Seit dem 18. Jahrhundert wird er in Europa als Nutz- und Heilpflanze verwendet. Am bekanntesten ist der Knollensellerie.

Inhaltsstoffe, Allergien

Er enthält ätherisches Öl, Flavonoide und Furocumarine. Das Hauptallergen ist ein Protein. Roher Sellerie wirkt stärker allergisierend als im gekochten Zustand. Das Kochwasser ist allerdings stark angereichert mit Allergenen. Sellerie ist das häufigste Nahrungsmittelallergen. Die Auswirkungen sind unterschiedlich und reichen von Kehlkopf- und Luftröhrenentzündung, Nesselfieber, Magen-Darmbeschwerden bis zum anaphylaktischen (durch ein Allergen ausgelösten) Schock. Nach wissenschaftlichen Untersuchungen haben ca. 40% der Nahrungsmittelallergiker eine Sellerieallergie. Sie ist häufig mit einer Sensibilisierung gegen Beifußpollen, Gelben Rüben und verschiedenen Gewürze verbunden, daher der gebräuchliche Name „Sellerie-Karotten-Beifuß-Gewürz-Syndrom". Auch gegenüber mehreren anderen Pollen, vor allem Birken- und Gänsefußpollen besteht eine Assoziation.
Durch seinen Gehalt an Furocumarinen wirkt das Laub des Sellerie fotosensibilisierend (S. 15).

Heilkunde

In der Volksmedizin werden Knollen, Laub und Samen des Sellerie wegen der harntreibenden (= blutreinigenden) Wirkung seit langer Zeit sehr geschätzt und wurden früher vor allem bei Wassersucht verordnet. Schwangere und Patienten mit Nierenentzündung sollten auf Sellerie in höherer Dosierung verzichten.
Auch als Mittel zur Potenzsteigerung galt er als Geheimtipp.

Senf, Schwarzer

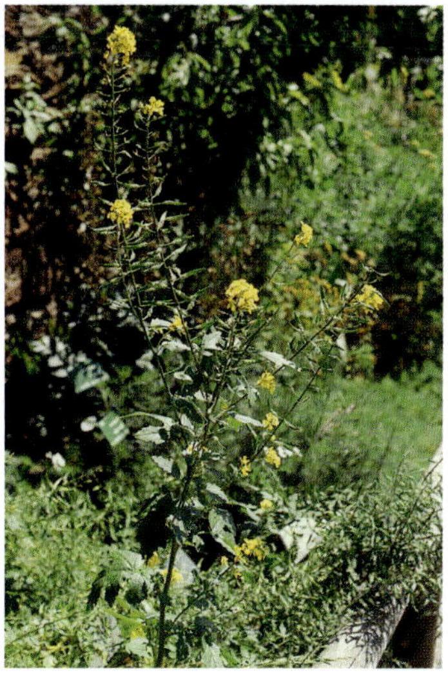

Brassica nigra (L.) W.D.J.Koch
Familie: Kreuzblütler (*Brassicaceae*)

giftig + besonders für Tiere, hautreizend, selten allergisierend

Allgemeine Informationen

Die Senfpflanze wird in Europa angebaut und kommt verwildert an Wegrändern und auf Brachfeldern vor.

Inhaltsstoffe, Giftwirkung

Wichtigster Inhaltsstoff ist das scharfe Glykosid Sinigrin. Der Gehalt ist in den Samen am größten. Die Samen (= Senfkörner) werden zum Würzen und zur Herstellung der Senfpaste verwendet. Für Menschen ist die Senfpflanze und selbstverständlich die Senfpaste nicht giftig, es sei denn man übertreibt oder hat einen empfindlichen Magen. Bei Pferden und Wiederkäuern führt der Verzehr der Senfpflanzen – und übrigens auch verschiedener anderer Kreuzblütler – zu Magen-Darmentzündung, Kolik und Durchfall sowie Nierenentzündung. Aus Kreisen der Jäger und Naturschützer wird berichtet, dass Feldhasen nach dem Verzehr von Rapspflanzen, die mit dem Senf nahe verwandt sind, schwere bis tödliche Vergiftungen erleiden.
Bei Menschen können Hautreizungen auftreten, weil mit einem Brei aus gepulverten Senfsamen traditionsgemäß bei rheumatischen Erkrankungen und Bronchitis „Senfwickel" angelegt werden. Durch zu hohe Dosierung und lange Einwirkung können vor allem bei Kindern Hautreizungen auftreten.
Allergien sind selten, aber es kann zu Kreuzallergien mit anderen Kreuzblütlern kommen.

Behandlung

Sollte ein Mensch zum Beispiel durch übermäßigen Senfkörner- oder Senfgenuss unter Magenbeschwerden leiden, genügt in der Regel das Trinken von Kohle-Aufschwemmung (10 Gramm).

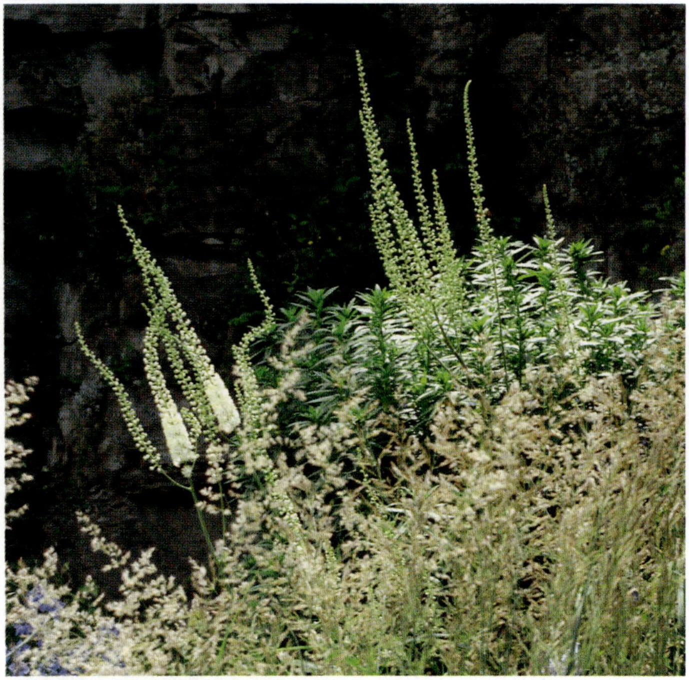

Silberkerze

Cimicifuga racemosa (L.) Nutt.
Familie: Hahnenfußgewächse (*Ranunculaceae*)
Volksnamen: Wanzenkraut, Schlangenwurzel

giftig +, hautreizend

Allgemeine Informationen

Die Heimat der Pflanze ist der östliche Teil Nordamerikas. Sie ist in europäischen Gärten eine beliebte Zierpflanze.

Inhaltsstoffe, Giftwirkung

Hauptwirkstoff ist das Cimifugin, ein Gemisch aus Harzen und Bitterstoffen. Dazu kommen Glykoside und noch zahlreiche andere Wirkstoffe. Vergiftungen durch die Pflanze selbst sind selten, sie kommen fast nur durch Überdosierung von Cimicifugapräparaten zustande. Es kommt zu heftigen Kopfschmerzen sowie Steifheit der Arme und Beine.
Die frische Pflanze verursacht, genau wie alle Hahnenfußgewächse, Entzündungen und starkes Brennen der Haut.

Heilkunde

Die Pflanze als solche kann nicht verwendet werden, sondern nur die Fertigpräparate, auch homöopathische Zubereitungen. Sie werden vor allem bei Befindlichkeitsstörungen im Klimakterium eingesetzt.

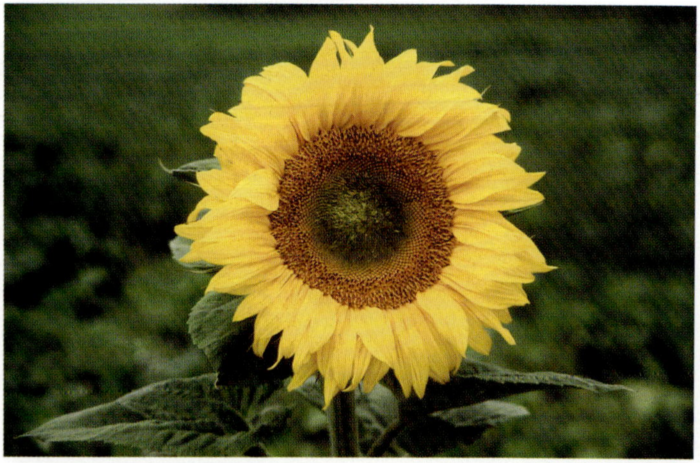

Sonnenblume

Helianthus annuus L.
Familie: Korbblütler (*Asteraceae*)

mittelstark allergisierend

Allgemeine Informationen

Die Sonnenblume stammt aus Nordamerika und ist in Europa seit dem 16. Jahrhundert in den Gärten als Zierpflanze beliebt. Außerdem wird sie zur Gewinnung der Sonnenblumenkerne besonders für die Speiseölproduktion feldmäßig angebaut.

Inhaltsstoffe, Allergisierung

Je nach Sorte sind in den Sonnenblumen komplizierte, recht spezielle Allergene enthalten. Auf Stängeln und Blättern befinden sich sogenannte Blasenhaare, in denen Kontaktallergene (bis zu 7 verschiedene Sesquiterpenlactone) enthalten sind. Besonders bei Personen mit Chrysanthemen-, Margeriten- und Arnikaallergien treten Kreuzreaktionen auf.

Auch die Herbst-**Sonnenbraut** (*Helenium autumnale* L.) sowie eine Reihe weiter Zierpflanzen aus der Familie der Korbblütler enthalten Sequiterpenlaktone, von denen die meisten als Kontaktallergene einzustufen sind.

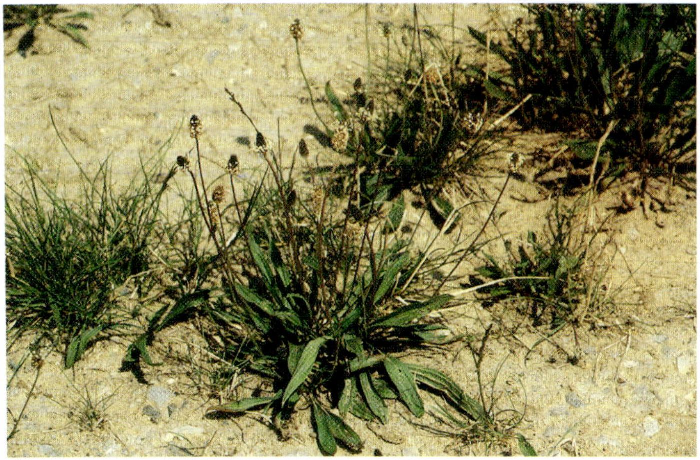

Spitzwegerich

Plantago lanceolata L.
Fam: Wegerichgewächse (*Plantaginaceae*)

Pollen mittelstark allergisierend

Allgemeine Informationen

Der Spitzwegerich kommt so gut wie in der gesamten gemäßigten Zone der nördlichen Hemisphäre vor.

Allergien

Bis zu 31% der Pollenallergiker sind gegen Wegerichpollen allergisiert. Bei Patienten mit einer Klee- oder Graspollenallergie liegt die Sensibilisierungsrate noch höher. Auf Grund der langen Blühperiode des Wegerichs haben Wegerichpollen-Allergiker eine lang anhaltende Symptomatik.

Heilkunde

Der Spitzwegerich hat eine lange Tradition als ausgezeichnetes Hustenmittel.

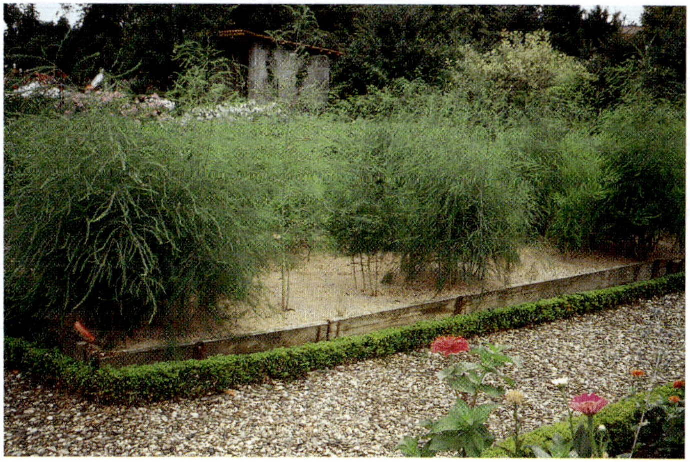

Spargel

Asparagus officinalis L.
Familie: Spargelgewächse (*Asparagaceae*)

hautreizend, schwach allergisierend, Beeren schwach giftig (+)

Allgemeine Informationen

Der Spargel ist inzwischen auf der ganzen Welt bekannt und er wird praktisch überall angebaut, wo es das Klima erlaubt.

Allergien, Giftwirkung

Die hautreizende Wirkung, vor allem von jungen Spargelstängeln, ist seit langem bekannt (S. 14). Hautreizungen und Allergien durch Spargel kommen fast nur bei Personen vor, die beruflich viel mit Spargel umgehen. Über die giftigen Inhaltsstoffe der roten Beeren ist nichts Genaues bekannt. Bei Kindern kann bereits nach dem Verzehr von 2 Früchten Erbrechen und Durchfall auftreten.

Behandlung bei Vergiftung

Viel trinken lassen, bei größerer Menge aufgenommener Früchte Kohle-Aufschwemmung (10 Gramm) trinken lassen.

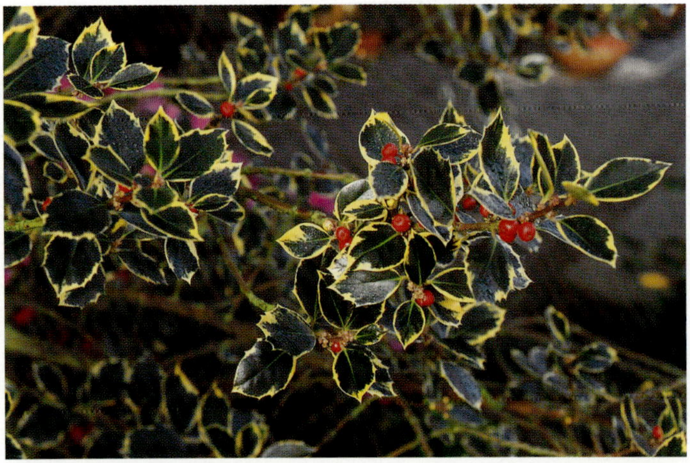

Stechpalme

Ilex aquifolium L.
Familie: Stechpalmengewächse (*Aquifoliaceae*)

stark giftig ++

Allgemeine Informationen

Wildwachsend kommt die Stechpalme in Westeuropa, im westlichen Mitteleuropa, in Japan und Nordamerika vor. Sie ist auch eine beliebte Zierpflanze in den Gärten.

Inhaltsstoffe, Giftwirkung

Neben einer Reihe unbekannter Giftstoffe kommen Rutin und Gerbstoffe vor. Bereits 2 Früchte können bei Kindern Übelkeit und Erbrechen hervorrufen. Dazu kommen Herzrhythmusstörungen, Magenentzündungen und Lähmungen. Bei mehr als 2 Früchten wird auch von Todesfällen berichtet. Für Erwachsene gelten 20 bis 30 Beeren als tödliche Dosis.

Erste Hilfe bei Vergiftung

Kohle-Aufschwemmung (10 Gramm) trinken lassen, viel warmen Tee trinken lassen, unbedingt ärztliche Behandlung.

Heilkunde

Trotz ihrer Giftigkeit werden die Blätter zum Beispiel in der Schweiz als Grippemittel eingesetzt. In der Bach-Blütentherapie wird „Holly" als Heilmittel für Menschen verwendet, die eifersüchtig und hasserfüllt sind.

Sumpf-Schachtelhalm

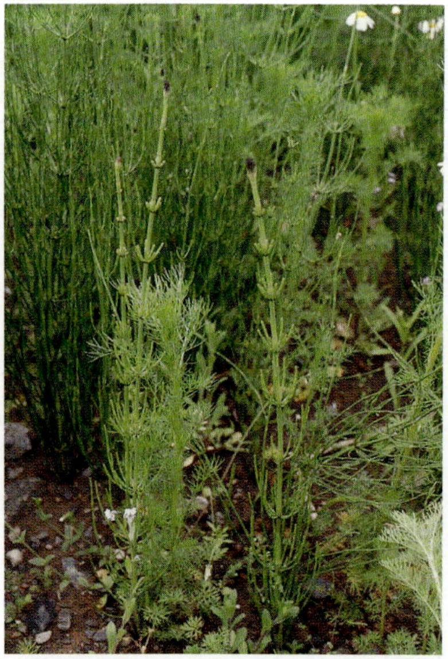

Equisetum palustre L.
Familie: Schachtelhalmgewächse (*Equisetaceae*)

giftig +

Allgemeine Informationen

Schachtelhalme sind keine Blütenpflanzen sondern Sporenpflanzen. Es gibt eine Reihe von Arten, die in unterschiedlichen Lebensräumen wachsen. Problematisch ist, dass der Sumpf-Schachtelhalm dem als Heilpflanze geschätzten Acker-Schachtelhalm (*E. arvense* L.) sehr ähnlich sieht, so dass Verwechslungen durchaus möglich sind. Wichtigstes Kennzeichen ist, dass sich beim Sumpf-Schachtelhalm der Fruchtkörper mit den Sporenbehältern an der Sprossspitze befindet, während er beim Acker-Schachtelhalm im zeitigen Frühjahr erscheint, bevor sich die grünen Triebe zeigen.

Inhaltsstoffe, Giftwirkung

Hauptwirkstoffe sind die Alkaloide Palustrin und Palustridin sowie Aconitsäure und Oxalsäure. Bekannt ist vor allem bei Weidetieren, dass Pferde nach dem Verzehr von Sumpf-Schachtelhalm die „Taumelkrankheit" bekommen, dazu kommen Schreckhaftigkeit, Hinstürzen und bei höherer Dosis Verenden in völliger Erschöpfung. Bei Rindern nimmt der Milchertrag ab und es treten Lähmungserscheinungen auf.
Warnung: Wer Schachtelhalm (= Zinnkraut) für Tee sammeln will, muss den Unterschied zwischen Acker-Schachtelhalm und Sumpf-Schachtelhalm (sowie anderen Schachtelhalm-Arten) genau kennen! Nicht in Bereichen mit feuchten Böden sammeln!

Behandlung bei Vergiftung

Kohle-Aufschwemmung (10 Gramm) trinken lassen, viel warmen Tee oder Himbeersaft trinken lassen. Nach größerer Giftaufnahme klinische Behandlung.

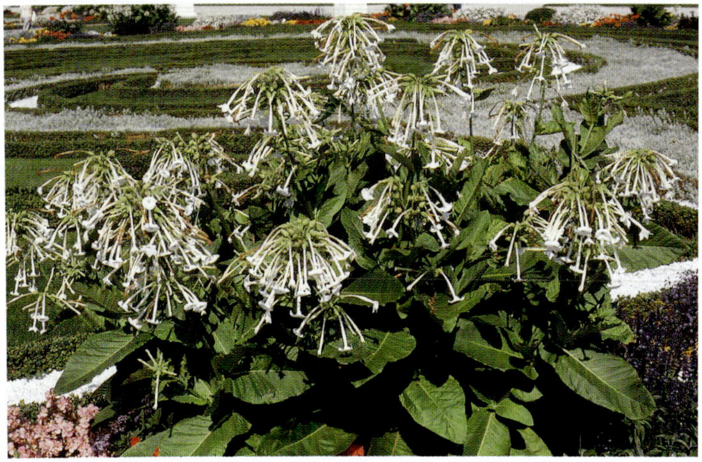

Tabak

Nicotiana tabacum L.
Familie: Nachtschattengewächse (*Solanaceae*)

sehr stark giftig +++

Allgemeine Informationen

Die Heimat des Tabaks ist Südamerika. Er wird inzwischen fast überall kultiviert, wo es das Klima erlaubt. Die für die Tabakgewinnung angebauten Sorten werden bis zu 2 Meter hoch. Es gibt außerdem zahlreiche Ziersorten für den Garten.

Inhaltsstoffe, Giftwirkung

Hauptwirkstoffe sind das Nicotin und weitere Alkaloide. Der Gehalt an Nicotin ist sortenspezifisch sehr unterschiedlich. Die tödliche Dosis von Nicotin sind 40 bis 60 mg für den Erwachsenen. Mehr als 1500 chemische Verbindungen wurden inzwischen im Tabak und im Tabakrauch analysiert. Vergiftungen mit Nicotin (Essen von Zigaretten) stehen im Kindesalter an zweiter Stelle aller Vergiftungen.
Vergiftungserscheinungen sind Brennen im Mund, Übelkeit, Erbrechen, Herzrhythmusstörungen, Krämpfe, bei höherer Dosierung Schock und Atemlähmung. Bei Rauchern erhöht sich das Risiko einer Angina-pectoris-Erkrankung und einer Verengung der Gefäße in den Extremitäten. Auch eine erhöhte Krebsrate ist bei Rauchern nachgewiesen.

Erste Hilfe bei Vergiftung

Sofort viel trinken lassen, Kohleaufschwemmung (10 Gramm) trinken lassen, Haut und Augen spülen, Schockvorsorge, ärztliche Behandlung.

Heilkunde

In China wird Tabak gegen Eingeweidewürmer eingesetzt: Sehr gefährlich! Die Homöopathie verwendet Tabakwirkstoffe bei Seekrankheit.

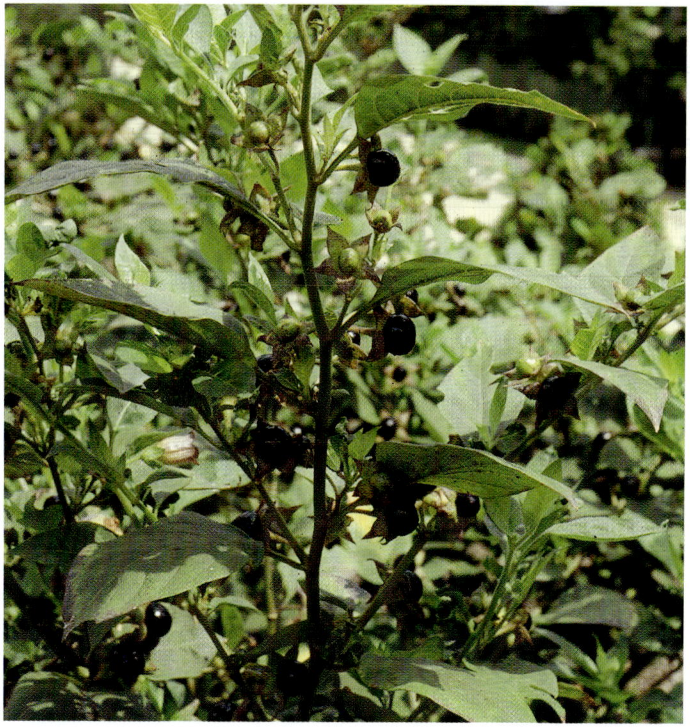

Tollkirsche

Atropa bella-donna L.
Familie: Nachtschattengewächse (*Solanaceae*)
Volksnamen: Belladonna, Irrbeere, Taumelstrauch, Teufelsbeere

sehr stark giftig +++

Allgemeine Informationen

Die Tollkirsche ist eine bis zu 1,50 Meter hohe strauchähnlich wachsende Staude, die in Europa, in Teilen Asiens und in Nordafrika wildwachsend an Waldrändern vorkommt. Auffallend sind ihre glänzend schwarzen Beeren, die im Sommer gleichzeitig mit den bräunlich-violetten Blüten erscheinen.

Historisches

Der Volksname Belladonna ist entstanden, weil Tollkirschensaft, den man in die Augen träufelt, die Pupillen sehr stark erweitert. Die Augen werden dadurch groß und glänzend schwarz. Dies galt in früheren Zeiten als „schön“. Der Preis für die Schönheit waren schwere Augenschädigungen. Tollkirsche wurde auch für Hexensalben und Liebestränke verwendet, was oft schwerste Gesundheitsschäden oder tödlichen Ausgang bedeutete.

Inhaltsstoffe, Giftwirkung

Hauptwirkstoffe sind verschiedene Alkaloide, vor allem Atropin, Hyoscyamin und Scopolamin.
Bereits innerhalb einer Viertelstunde nach Aufnahme des Giftes kommt es zu Unruhe und allgemeiner Erregung. Starke Euphorie und Weinkrämpfe wechseln sich ab, es kann zu Anfällen von Tobsucht kommen. Übelkeit tritt auf, aber charakteristischerweise ohne Erbrechen. Schließlich kommt es zum Kollaps und Koma.

Erste Hilfe bei Vergiftung

Kohle-Aufschwemmung (10 Gramm) trinken lassen, sofortige klinische Behandlung!

Heilkunde

Das Alkaloid Atropin ist in einem Medikament zur Behandlung der Reizblase enthalten, außerdem wird es, sehr sorgfältig dosiert, zur Vorbereitung vor Operationen eingesetzt, weil es die Blutgefäße verengt, so dass starke Blutungen vermieden werden.
Die Homöopathie verwendet Belladonna bei Magen-Darmkrämpfen, Magengeschwüren und Asthma.

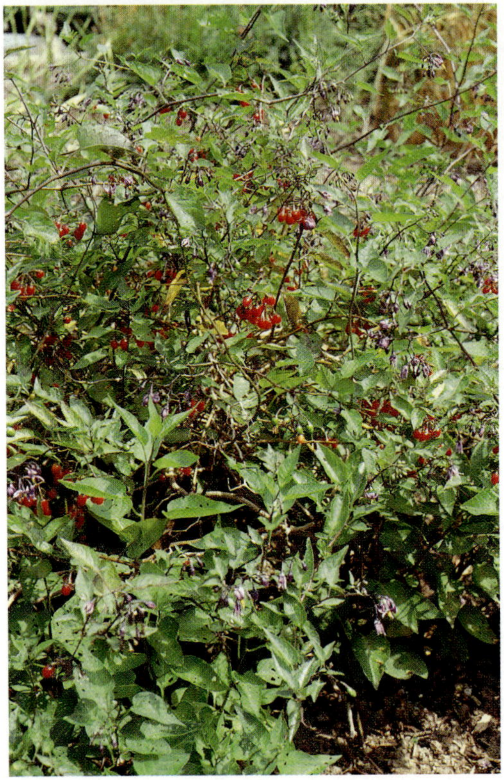

Eine weitere wildwachsende beerentragende Solanacee ist der **Bittersüße Nachtschatten** (*Solanum dulcamara* L.). Er wächst an Teich- und Bachrändern. Zubereitungen aus seinen Stielen werden als blutreinigendes Heilmittel z. B. bei rheumatischen Erkrankungen eingesetzt.

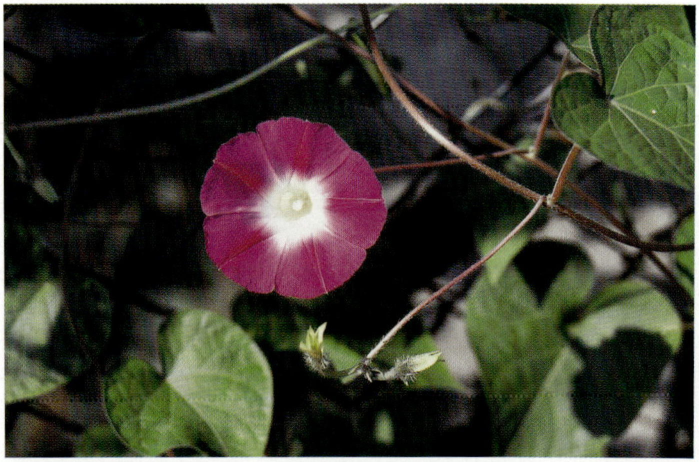

Trichterwinde, Prachtwinde

Ipomoea tricolor Cav.
Familie: Windengewächse (*Convolvulaceae*)

stark giftig ++

Allgemeine Informationen

Die Trichterwinde ist eine aus Mexiko stammende Kletterpflanze, die in unseren Gärten meistens einjährig kultiviert wird.

Inhaltsstoffe, Giftwirkung

Hauptwirkstoffe sind Lysergsäurederivate und andere giftige Stoffe. Vor allem die Samen bewirken Wahnvorstellungen. Sie werden von den mexikanischen Indianern als (sehr gefährliches!) Rauschmittel verwendet.

Erste Hilfe bei Vergiftung

Kohle-Aufschwemmung (10 Gramm) trinken lassen, unbedingt ärztliche Behandlung.

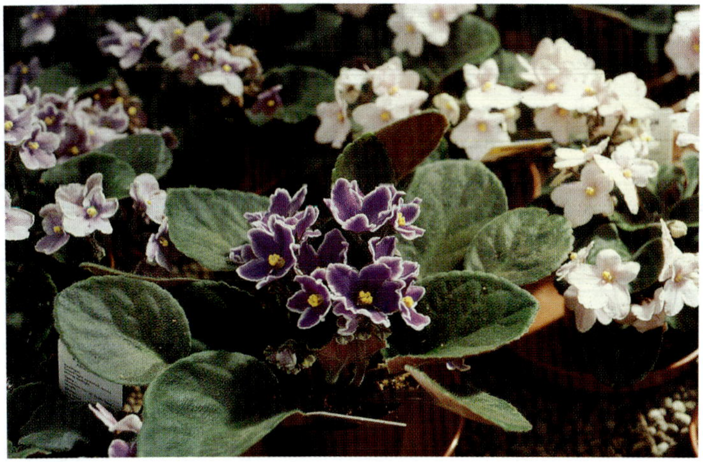

Usambaraveilchen

Saintpaulia sp.
Familie: *Gesneriaceae*

kaum oder schwach giftig (+)

Allgemeine Informationen, Wirkung

Das Usambaraveilchen ist zwar schwach oder kaum giftig, aber es ist als Zimmerpflanze so häufig, dass doch immer wieder Kleinkinder Pflanzenteile in den Mund nehmen und eventuell verschlucken. Dabei kommt es vorwiegend zu Magen-Darmbeschwerden und vor allem Durchfall.

Behandlung

Viel Tee oder Saft trinken lassen, wenn nötig, symptombezogene ärztliche Behandlung.

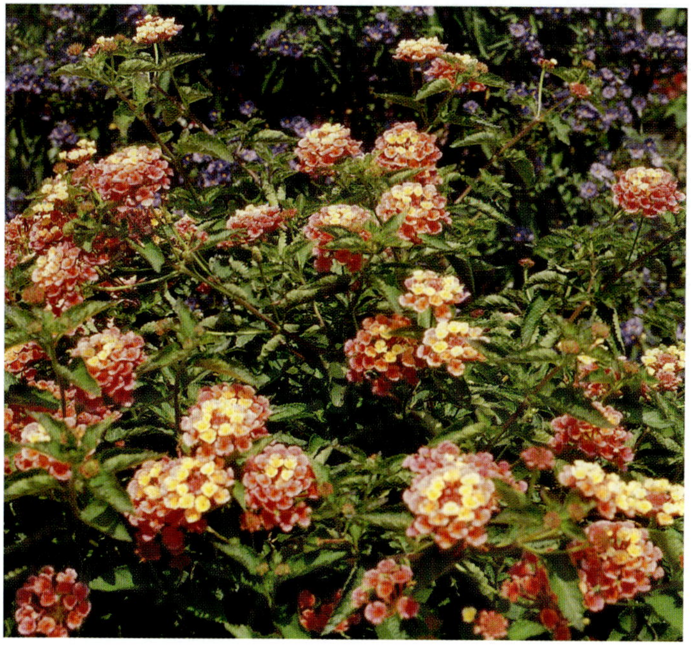

Wandelröschen

Lantana camara L.
Familie: Eisenkrautgewächse (*Verbenaceae*)

giftig +, fototoxisch

Allgemeine Informationen

Das Wandelröschen gilt in seiner Heimat in tropischen Bereichen Südamerikas als „Unkraut". Bei uns ist es eine beliebte, nicht winterharte Zierpflanze.

Inhaltsstoffe, Giftwirkung

Die ganze Pflanze ist giftig, vor allem die beerenähnlichen Früchte. Hauptinhaltsstoffe sind Triterpene und Sesquiterpene. Bei innerer Aufnahme kommt es zu Gelbsucht und abnormaler Lichtempfindlichkeit.

Behandlung nach Vergiftung

Als Erste Hilfe Kohle-Aufschwemmung (10 Gramm) trinken lassen, viel warmen Tee trinken lassen, Sonnenexposition vermeiden, unbedingt klinische Behandlung mit Magenspülung.
In der Fachliteratur [1, S. 409] wird von mehreren Vergiftungsfällen bei Kindern berichtet. Offensichtlich ist nach der Ersten Hilfe die Magenspülung sehr wichtig, denn dann verlaufen die Symptome weniger bedrohlich. Es wird auch vom Todesfall eines Mädchens berichtet, bei dem die Magenspülung unterblieb.

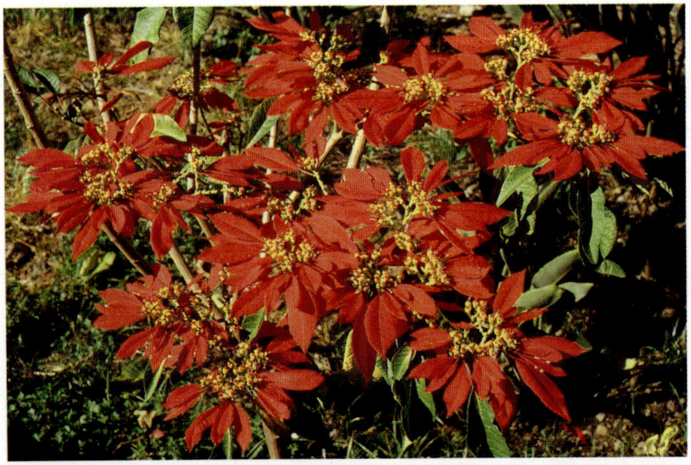

Weihnachtsstern

Euphorbia pulcherrima Willd. ex Klotzsch
Familie: Wolfsmilchgewächse (*Euphorbiaceae*)
Weitere Namen: Poinsettie, Adventsstern

wenig giftig (+), hautreizend, schwach allergisierend

Allgemeine Informationen

Die Heimat dieser beliebten Zierpflanze ist Mexiko. Als typische Kurztagspflanze blüht sie von Dezember bis März.
Besonders giftig ist der Milchsaft, allerdings ist er in manchen Zuchtsorten so gut wie ungiftig. Seine genauen Inhaltsstoffe sind noch nicht ausreichend untersucht. Wie bei allen Euphorbien hat der Milchsaft eine hautreizende Wirkung. Bei längerem Kontakt entstehen Rötung, Schwellung, Blasenbildung und Ekzeme. Die Symptome nach innerer Aufnahme sind nicht einheitlich. Vor allem Erbrechen, Übelkeit, Durchfall und Benommenheit wurden beobachtet.

Behandlung bei Vergiftung

Kohle-Aufschwemmung (10 Gramm) trinken lassen, nach größerer Giftaufnahme klinische Behandlung.
Nach äußerem Kontakt mit dem Milchsaft: Mit viel kaltem Wasser und unparfümierter Neutralseife abwaschen.

Ähnliche Angaben über Giftwirkung und Behandlung gelten auch für andere Wolfsmilchgewächse, zum Beispiel **Christusdorn** (*E. milii* Des Moul.) und **Nesselschön** (*Acalypha hispida* Burm. f.). Beim Christusdorn ist außerdem die Verletzungsgefahr mit den Dornen gegeben: Eventuell in der Haut steckengebliebenen Dorn entfernen, sofort mit Jodersatz oder Wasserstoffperoxid desinfizieren.

Wein-Raute

Ruta graveolens L.
Familie: Rautengewächse (*Rutaceae*)
Weiterer Name: Garten-Raute

giftig +, stark fotosensibilisierend

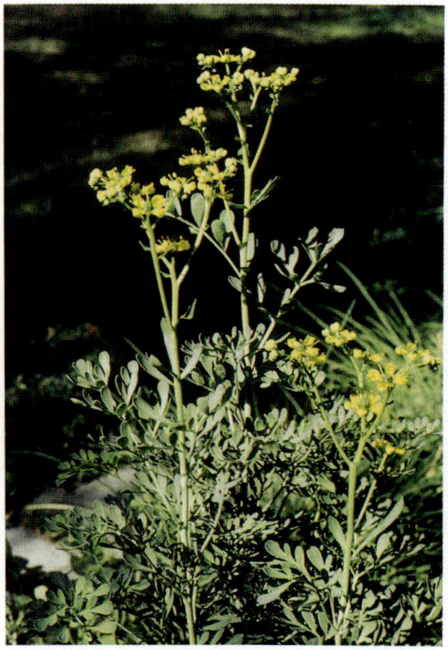

Allgemeine Informationen

Die Wein-Raute war jahrhundertelang mindestens seit Karl dem Grossen eine wichtige Bauerngarten-, Würz- und Arzneipflanze. Ist es wohl ihren problematischen Inhaltsstoffen zuzuschreiben, dass sie nach und nach weitgehend aus den Gärten verschwand?

Inhaltsstoffe, Wirkung

Sie enthält ein eigenartig würzig duftendes ätherisches Öl, außerdem das Flavonolglykosid Rutin, einige Alkaloide und Cumarinderivate. In geringer Menge und gut zerkleinert ist die Wein-Raute ein apartes Würzkraut zum Beispiel für Salate.
Im frischen, feuchten Zustand erzeugen die Blätter im Mund das Anschwellen der Zunge und Speichelfluss. Im Magen kommt es zur Reizung der Magenschleimhaut. In höheren Gaben wird von narkotischen Erscheinungen berichtet. Schwangere dürfen die Pflanze wegen der Gefahr eines Aborts nicht verwenden. Auf der Haut wirken die Blätter blasenziehend, besonders bei Sonnenlicht.

Behandlung bei Vergiftung

Innerlich Kohle-Aufschwemmung (10 Gramm) trinken lassen, bei höherer Dosis ärztliche Behandlung. Bei äußerlichem Kontakt die Haut gut abwaschen, Hautblasen steril abdecken, meistens ist ärztliche Behandlung angebracht.

Heilkunde

Volksmedizinisch ist die Liste der Anwendungen sehr lang. Sie wurde unter anderem bei Appetitlosigkeit, Schwindel, Herzklopfen, Menstruationsbeschwerden und Atemnot eingesetzt.
Die Homöopathie verwendet *Ruta graveolens* unter anderem bei Schmerzen an den Sehnen und bestimmten Formen von Kopfschmerz.

Wolfsmilch-Arten

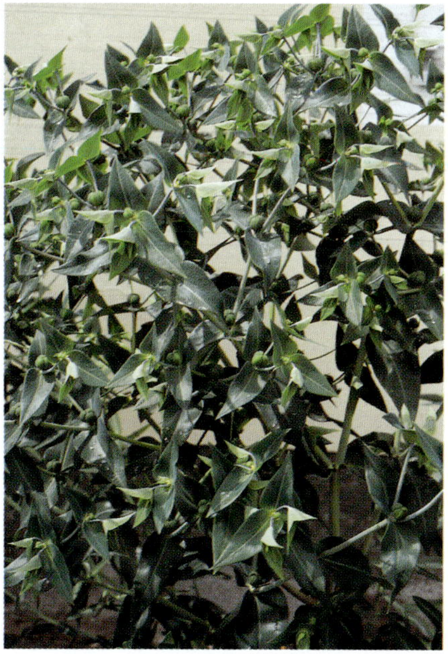

Euphorbia spp.
Familie: Wolfsmilchgewächse (*Euphorbiaceae*)

giftig + bis stark giftig ++

Allgemeine Informationen

Eine altehrwürdige Bauerngartenpflanze ist die **Kreuzblättrige Wolfsmilch** (*E. lathyris* L., **stark giftig ++, hautreizend**). Sie wurde früher in der Volksheilkunde als Brechmittel genutzt. In Bauerngärten ist sie heutzutage kaum noch zu finden. Als Gartenflüchtling ist sie verwildert und vermehrt sich in manchen Regionen sehr stark an Wegrändern und sonstigen Ruderalplätzen. Im eigenen Garten geht sie an allen Ecken und Enden auf. Sie übt erfahrungsgemäß auf Kinder eine große Anziehungskraft aus, besonders wegen ihrer originellen Samen.

Giftwirkung, Hautreizung

Für die Inhaltsstoffe gilt ähnliches wie beim Weihnachtsstern. Auf der Haut erzeugt der Milchsaft starke Entzündungen und es bilden sich Schwellungen. Wird der Saft ins Auge gebracht, kommt es zu gefährlicher Bindehaut- und Hornhautentzündung. Bei innerer Aufnahme, vor allem der Früchte, kommt es zu Krampfanfällen, Übelkeit, Desorientierung und erweiterten Pupillen. Im eigenen Bekanntenkreis hat eine Gruppe von Kindern als Mutprobe die Früchte gegessen. Starke Übelkeit, Erbrechen und Bewusstseinsstörungen waren die Folge. Die Kinder mussten klinisch behandelt werden.
Ähnliche Angaben über die Giftigkeit, die Wirkungen und die Behandlung gelten auch für die wildwachsende **Zypressen-Wolfsmilch** (*E. cyparissias* L.) und andere Wolfsmilchgewächse.
Vergiftung und Hautschädigung sowie Behandlung erfolgt wie beim Weihnachtsstern (S. 84).

Wurmfarn, Gewöhnlicher

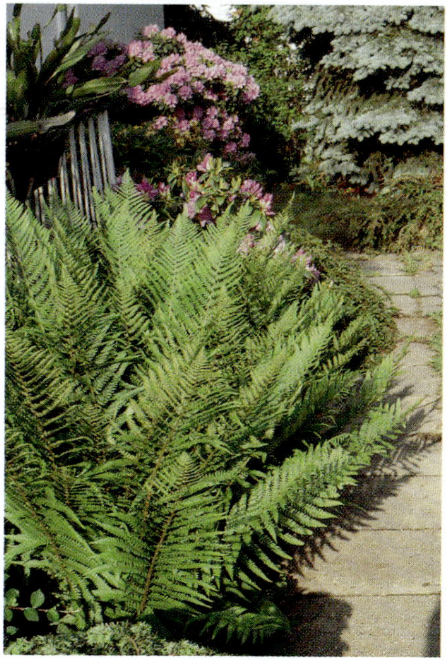

Dryopteris filix-mas (L.) Schott
Familie: Schildfarngewächse (*Dryopteridaceae*)
Volksnamen: Bandwurmkraut, Flöhkraut, Wanzenkraut, Schnakenkraut

giftig +

Allgemeine Informationen

Der Wurmfarn gehört, genau wie die anderen Farne, zu den Sporenpflanzen. Er kommt wildwachsend in Wäldern und schattigen Gebüschen vor. In Gärten wird er im Lebensbereich Gehölzrand an schattigen Stellen auf sauren Böden gepflanzt. Er hat in der Volksheilkunde eine lange Tradition als Mittel gegen Eingeweidewürmer, weil die ganz jungen Farnpflanzen gemäß der Signaturenlehre (= die Pflanze zeigt mit ihrer Gestalt, wofür oder wogegen sie hilft) wurmähnlich aussehen. Von der Verwendung als Mittel gegen Eingeweidewürmer wird nach heutigen Erkenntnissen dringend abgeraten, denn für die Behandlung wird eine so hohe Dosierung benötigt, dass eine Giftwirkung fast unvermeidlich ist. Außer gegen Würmer wurde er auch, wie die Volksnamen zeigen, zur Abwehr verschiedener Insekten eingesetzt.
Auch der weltweit verbreitete **Adlerfarn** (*Pteridium aquilinum* (L.) Kuhn) enthält giftige und krebserregende Inhaltsstoffe. In manchen Gegenden der USA, Japans und Neuseelands werden die jungen Blätter des Adlerfarns als Salat gegessen. Die dort relativ häufig auftretenden Magen- und Speiseröhrenkarzinome werden damit in Zusammenhang gebracht.
Auch manche andere Farne, die in der traditionellen Volksmedizin als Heilmittel eingesetzt wurden, sollten nicht mehr angewendet werden.

Inhaltsstoffe, Giftwirkung

Die gegen Würmer wirksamen Substanzen sind unter anderen Butanophloroglucide.
Vergiftungserscheinungen sind Übelkeit, Erbrechen, Leibschmerzen, Durchfall, Sehstörungen, Herzschwäche und Atmungsstörungen.

Erste Hilfe bei Vergiftung

Kohleaufschwemmung (10 Gramm) trinken lassen, möglich umgehend ärztliche Behandlung zur Magenentleerung.

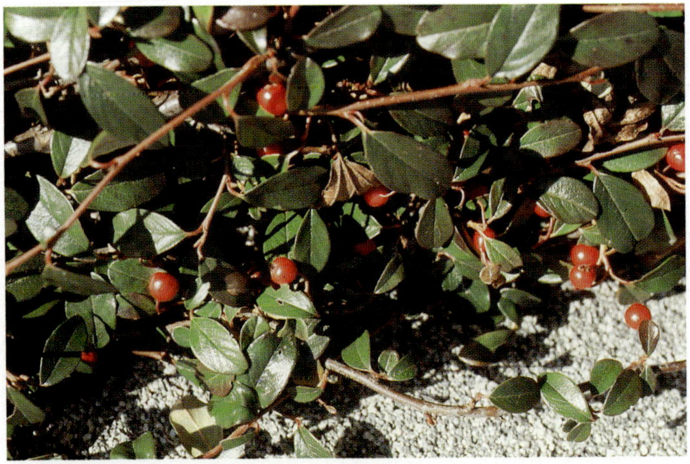

Zwergmispel

Cotoneaster sp.
Familie: Rosengewächse (*Rosaceae*)

schwach giftig (+)

Allgemeine Informationen

Zahlreiche Zwergmispelarten und –Sorten werden als Sträucher oder Bodendecker in den Gärten verwendet. Ihre Heimat ist China und das Himalajagebiet. Die roten oder orangegelben beerenähnlichen Früchte befinden sich häufig sogar noch im Winter an den Sträuchern.

Inhaltsstoffe, Giftwirkwirkung

Die ganze Pflanze ist leicht giftig. Cotoneasterfrüchte stehen bei der Giftnotrufzentrale München an vierter Stelle der gemeldeten Vergiftungen mit Pflanzen. In Blättern, Rinde und Blüten ist das Glycosid Prunasin enthalten, in den Früchten außerdem das Glycosid Amygdalin, die beide Blausäure abspalten. Um Vergiftungen auszulösen ist der Verzehr zahlreicher Früchte nötig. Es kommt zu Übelkeit, Erbrechen und Kollaps. Die Symptome einer Blausäurevergiftung treten in der Regel nur in sehr abgeschwächter Form auf.

Behandlung bei Vergiftung

Erbrechen auslösen, unbedingt ärztliche Behandlung.

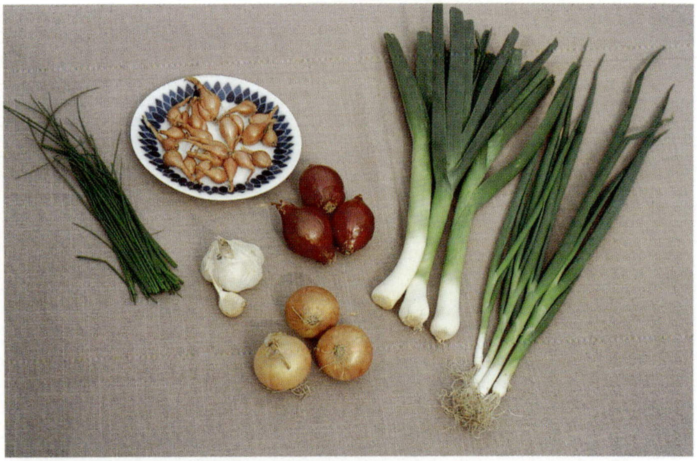

Zwiebel, Knoblauch und andere Allium-Arten

Familie: Lauchgewächse (*Alliaceae*)

schwach bis mittelstark allergisierend

Allgemeine Informationen, Allergisierung

Aus der Gattung *Allium* gibt es zahlreiche Arten von Gemüsen und Küchenkräutern, die teilweise auch als Heilmittel hochgeschätzt sind. Die Sensibilisierungspotenz der einzelnen Arten ist allenfalls schwach bis mittelstark, aber wegen der sehr häufigen Verwendung sollte man mögliche Alliumallergien nicht ganz aus den Augen verlieren. Betroffen sind besonders Personen, die beruflich viel mit Zwiebeln, Lauch und Knoblauch umgehen.

Heilkunde

Besonders Knoblauch (*Allium sativum* L.) hat nachgewiesenermaßen vorbeugend sehr günstige Eigenschaften zur Behandlung von altersbedingten Herz-Kreislauferkrankungen, aber auch bei Magen-Darmstörungen. Die Volksmedizin schätzt besonders den Bärlauch (*Allium ursinum* L., Foto siehe Seite 52).

Persönliches Nachwort

Die Beschäftigung mit dem Garten gehört zu den wertvollsten Aktivitäten in der Freizeit, aber auch für die berufliche Betätigung. Jedoch – wie soll ein Garten beschaffen sein, wenn problematische Pflanzen allgegenwärtig sind? Ein „gift- und allergenfreier" Garten ist nicht möglich. Gerade Allergiker sind vielleicht manchmal geneigt, den Spaten für immer aus der Hand zu legen und es mag Fälle geben, in denen dies nötig ist. Aber meistens dürfte es gelingen, den berühmten goldenen Mittelweg zu finden. Für diesen gilt: Freue dich an den Blumen, Bäumen und Nutzpflanzen, aber sei nicht leichtsinnig!

Sehr herzlich danke ich Dres. Barbara und Ulrich Biella (Kulmbach) für die fachliche Beratung über irritative Hauterscheinungen und Allergien durch Pflanzen. Außerdem danke ich sehr herzlich Herrn Apotheker Jürgen Bredemeyer (Kulmbach) für die vielen Auskünfte über Heilpflanzen mit giftigen Inhaltsstoffen.
Diese Broschüre widme ich meinem Enkel Fabian, der mich mit intensiven, bohrenden Fragen zu immer wieder neuen fachlichen Recherchen anregte.

Literatur

[1] Roth, Daunderer, Kormann: Giftpflanzen Pflanzengifte, ecomed 1988
[2] Weilemann, Kelbel, Reinecke, Ritter-Weilemann: Giftberatung Pflanzen, Govi-Verlag 2000
[3] Hausen, Vieluf: Allergiepflanzen Pflanzenallergene, ecomed 1997
[4] Davies, Ollier: Allergien. Ursachen-Diagnose-Behandlung, Spektrum der Wissenschaft 1999
[5] Hohenberger: Heilkräuter für gesunde Heimtiere, Naturbuchverlag 1995
[6] Hrsg. U. Stefan, P.Elstner, R.K. Müller: BI-Lexikon Toxikologie, Bibliographisches Institut Leipzig 1990
[7] Stiftung Warentest: Handbuch Medikamente, 2001
[8] Apotheker M. Pahlow: Das große Buch der Heilpflanzen, GU Verlag 1993

Tabelle 1: Pflanzen, die bei Berührung durch chemische oder mechanische Einwirkungen Hautirritationen hervorrufen können

Manche der folgenden Pflanzen bewirken sehr häufig, manche nur sehr selten Hautreizungen. Manche wirken zusätzlich allergisierend *(siehe Tabelle 3)*

G = Gartenpflanze, manche auch Gewächshauspflanze
Z = Zimmerpflanze
W = Wildwachsende Pflanze, die häufig in Gärten vorkommt
M = Medizinisch genutzte Pflanze, manche nur homöopathisch, manche nur in früheren Zeiten medizinisch genutzt
K = Pflanze, deren Wirkstoffe Bestandteil von Kosmetika sind
N = Nutz- oder Nahrungspflanze

Z	*Acalypha hispida,* Fam. Wolfsmilchgewächse (*Euphorbiaceae*) Katzenschwanz, Paradiesnessel
W, G, M	*Aconitum napellus,* Fam. Hahnenfußgewächse (*Ranunculaceae*) Eisenhut
G, Z	*Agave americana,* Fam. Agavengewächse (*Agavaceae*) Agave
Z	*Aglaonema commutatum,* Fam. Aronstabgewächse (*Araceae*) Kolbenfaden
G, M, N	*Allium cepa,* Fam. Lauchgewächse (*Alliaceae*) Küchen-oder Speisezwiebel
G, M, N	*Allium sativum,* Fam. Lauchgewächse (*Alliaceae*) Knoblauch und andere Allium-Arten
Z	*Alocasia spp.,* Fam. Aronstabgewächse (*Araceae)* Tropenwurz, Alocasie
W	*Anagallis arvensis,* Fam. Primelgewächse (*Primulacea*) Acker-Gauchheil
G, W	*Anemone spp.,* Fam. Hahnenfußgewächse (*Ranunculaceae*) Anemone
W, M	*Anthemis cotula,* Fam. Korbblütler (*Asteraceae*) Stinkende Hundskamille
G, W, M, K	*Arnica montana, A. chamissonis*, Fam. Korbblütler (*Asteraceae*) Arnika
G, N	*Asparagus officinalis,* Fam. Spargelgewächse (*Asparagaceae*) Spargel
G, N	*Brassica spp.,* Fam. Kreuzblütler (*Brassicaceae*) Kohl
M, N	*Cannabis sativa,* Fam.Hanfgewächse (*Cannabaceae*) Hanf
M	*Capsicum spp.,* Fam. Nachtschattengewächse (*Solanaceae*) Paprika, Spanischer Pfeffer
G, W	*Clematis vitalba* u. a. Arten, Fam. Hahnenfußgewächse (*Ranunculaceae*) Waldrebe, Clematis
G	*Cleome spinosa,* Fam. Capparidazeen (*Capparidaceae*) Spinnenpflanze
Z	*Codiaeum variegatum,* Fam. Wolfsmilchgewächse (*Euphorbiaceae*) Wunderstrauch, Kroton
Z	*Cyclamen persicum,* Fam. Primelgewächse (*Primulaceae*) Alpenveilchen
G, W, M	*Daphne mezereum,* Fam. Seidelbastgewächse (*Thymeleaceae*) Seidelbast, Kellerhals
Z	*Dieffenbachia spp.,* Fam. Aronstabgewächse (*Araceae*) Dieffenbachie, Schweigrohrwurzel
G, W, M	*Digitalis purpurea,* Fam. Braunwurzgewächse (*Scrophulariaceae*) Roter Fingerhut u. a. Arten
Z	*Epipremnum pinnatum,* Fam. Aronstabgewächse (*Araceae*) Efeutute
Z	*Euphorbia pulcherrima,* Fam. Wolfsmilchgewächse (*Euphorbiaceae*) Weihnachtsstern, Poinsettie u. a. Euphorbia-Arten
Z	*Fatsia japonica,* Fam. Araliengewächse (*Araliaceae*) Zimmeraralie
M, N	*Ficus carica,* Fam. Maulbeerbaumgewächse (*Moraceae*) Echter Feigenbaum u. a. Arten (Vorsicht in südlichen Ländern!)
W	*Galinsoga parviflora,* Fam. Korbblütler (*Asteraceae*) Kleinblütiges Franzosenkraut
G, M	*Ginkgo biloba,* Fam. Ginkgogewächse (*Ginkgoaceae*) Ginkgo, Fächerblattbaum (nur die übelriechenden Früchte)
G, Z, W, M, K	*Hedera helix,* Fam. Araliengewächse (*Araliaceae*) Efeu
G, W, M	*Helleborus niger,* Fam. Hahnenfußgewächse (*Ranunculaceae*) Christrose, Schwarze Nieswurz u. a. Helleborus-Arten

G, W *Hepatica nobilis,* Fam. Hahnenfußgewächse (*Ranunculaceae*)
Leberblümchen

G, M, N *Humulus lupulus,* Fam. Hanfgewächse (*Cannabaceae*)
Gewöhnlicher Hopfen, Bierhopfen

G, Z, K *Hyacinthus orientalis,* Fam. Hyazinthengewächse (*Hyacinthaceae*)
Hyazinthe

G, Z, M *Hydrangea spp.,* Fam. Hydrangeazeen (*Hydrangeaceae*)
Hortensie

G, M, K *Inula helenium,* Fam. Korbblütler (*Asteraceae*)
Echter Alant

G, M *Iris spp.,* Fam. Schwertliliengewächse (*Iridaceae*)
Iris, Schwertlilie

G, Z Lantana-camara-Hybriden, Fam. Eisenkrautgewächse (*Verbenaceae*)
Wandelröschen

G, M, K *Lavandula angustifolia,* Fam. Lippenblütler (*Lamiaceae*)
Echter Lavendel

G, W *Limonium spp.,* Fam. Bleiwurzgewächse (*Plumbaginaceae*)
Statice, Strandflieder, Meerlavendel

Z *Monstera deliciosa,* Fam. Aronstabgewächse (*Araceae*)
Fensterblatt, Monstera

G, W *Myosotis spp.,* Fam. Braunwurzgewächse (*Boraginaceae*)
Vergissmeinnicht

G, Z *Narcissus pseudonarcissus,* Fam. Rittersterngewächse (*Amaryllidaceae*)
Osterglocke u. a. Narzissen-Arten

(G), Z, N *Opuntia ficus-indica,* Fam. Kaktusgewächse (*Cactaceae*)
Opuntie (auch die zum Verzehr angebotenen Früchte besitzen oft noch Reste von Stacheln und Glochidien)

Z *Paphiopedilum haynoldianum,* Fam. Orchideengewächse (*Orchidaceae*)
Venusfrauenschuh

G *Phacelia tanacetifolia,* Fam. Wasserblattgewächse (*Hydrophyllaceae*)
Bienenfreund, Büschelschön

Z *Philodendron spp.,* Fam. Aronstabgewächse (*Araceae*)
Baumfreund, Herzblatt, Philodendron

G, M *Podophyllum peltatum,* Fam. Berberitzengewächse (*Berberidaceae*)
Fußblatt

W, M *Polygonum aviculare,* Fam. Knöterichgewächse (*Polygonaceae*)
Vogelknöterich u. a. Knötericharten

Z *Polyscias spp.,* Fam. Aronstabgewächse (*Araceae*)
Fiederaralie

Z *Primula obconica,* Fam. Primelgewächse (*Primulaceae*)
Becherprimel, Giftprimel

G, W, M *Pulsatilla vernalis,* Fam. Hahnenfußgewäche (*Ranunculaceae*)
Frühlings-Küchenschelle u. a. Pulsatilla-Arten

W *Ranunculus spp.,* Fam. Hahnenfußgewächse (*Ranunculaceae*)
Hahnenfuß, Butterblume

G, M, N *Raphanus sativus,* Fam. Kreuzblütler (*Brassicaceae*)
Rettich, Radieschen

G, N *Rheum rhabarbarum,* Fam. Knöterichgewächse (*Polygonaceae*)
Speiserhabarber

G, M, K, N *Rosmarinus officinalis,* Fam. Lippenblütler (*Lamiaceae*)
Rosmarin

G, M, N *Ruta graveolens,* Fam. Rautengewächse (*Rutaceae*)
Garten- oder Weinraute

Z *Schefflera spp.,* Fam. Araliengewächse (*Araliaceae*)
Strahlenaralie, Lochblatt, Schefflera

G, N, M *Sinapis spp.* Fam. Kreuzblütler (*Brassicaceae*)
Senf

Z *Sparmannia africana,* Fam. Lindengewächse (*Tiliaceae*)
Zimmerlinde

Z *Streptocarpus x Hybridus,* Fam. Gesneriazeen (*Gesneracea*)
Drehfrucht, Streptocarpus

G *Symphoricarpos sp.* Fam. Geißblattgewächse (*Caprifoliaceae*)
Schneebeere

G, W *Telekia speciosa,* Fam. Korbblütler (*Asteraceae*)
Pracht-Rindsauge, Telekie

G, M, N, K *Thymus vulgaris,* Fam. Lippenblütler (*Lamiaceae*)
Garten-Thymian

G *Toxicodendron spp.,* Fam. Sumachgewächse (*Anacardiaceae*)
Kletternder Giftsumach

G *Tulipa spp.,* Fam. Liliengewächse (*Liliaceae*)
Tulpe

W, K, M *Urtica dioica, U. urens,* Fam. Nesselgewächse (*Urticaceae*)
Große und Kleine Brennnessel

Z *Zantedeschia aethiopica,* Fam. Aronstabgewächse (*Araceae*)
Zimmerkalla

Tabelle 2: Pflanzen mit phototoxischen und photoallergisierenden Inhaltsstoffen

G = Gartenpflanze
Z = Zimmerpflanze
W = Wildkraut
M = medizinisch genutzte Pflanze
N = Nutz- bzw. Nahrungspflanze
K = Bestandteil von Kosmetika

G, W, M, K	*Angelica archangelica*, Fam. Doldenblütler (*Apiaceae*) Engelwurz
W	*Anthoxanthum odoratum*, Fam. Süßgräser (*Poaceae*) Ruchgras
W, M, K	*Arnica montana*, Fam. Korbblütler (*Asteraceae*) Arnika
G, N	*Anthriscus cerefolium*, Fam. Doldenblütler (*Apiaceae*) Gewürzkerbel
G, N, M	*Apium graveolens*, Fam. Doldenblüter (*Apiaceae*) Sellerie
Z, N, K	*Citrus spp*., Fam. Rautengewächse (*Rutaceae*) Apfelsine, Bergamotte, Pampelmuse, Limette, Zitrone
G	*Cleome spinosa*, Fam. Kaperngewächse (*Capparaceae*) Spinnenblume
W, G, M	*Dictamnus albus*, Fam. Rautengewächse (*Rutaceae*) Diptam
G, N	*Fagopyrum esculentum*, Fam. Knöterichgewächse-(*Polygonaceae*) Buchweizen
G, N	*Ficus carica*, Fam. Maulbeerbaumgewächse (*Moraceae*) Feige
G, W	*Heracleum mantegazzeanum*, Fam. Doldenblütler (*Apiaceae*) Riesen-Herkulesstaude, Riesen-Bärenklau
W	*Heracleum sphondylium*, Fam. Doldenblütler (*Apiaceae*) Wiesen-Bärenklau
W, M, K	*Hypericum perforatum*, Fam. Hartheugewächse (*Hypericaceae*) Tüpfel-Johanniskraut
G, N, M	*Levisticum officinale*, Fam. Doldenblütler (*Apiaceae*) Liebstöckel
G, N, M	*Petroselinum crispum*, Fam. Doldenblütler (*Apiaceae*) Petersilie
G, N, M	*Ruta graveolens*, Fam. Rautengewächse (*Rutaceae*) Weinraute

Tabelle 3: Pflanzen, die Kontaktallergien hervorrufen können

Die allergisierende Potenz der einzelnen Pflanzen ist unterschiedlich hoch. Pflanzen, die nur in Einzelfällen Allergien erzeugen, wurden in diese Tabelle nicht aufgenommen. Kreuzallergien mit anderen Pflanzen und Nahrungsmitteln sind jedoch auch bei schwach allergisierenden Pflanzen sehr häufig.

G = Gartenpflanze (auch Gewächshaus)
Z = Zimmerpflanze
W = Wildkraut
M = medizinisch genutzte Pflanze, oft homöopathisch
N = Nutz- bzw. Nahrungspflanze
K = Bestandteil von Kosmetika

W, M, K	*Achillea millefolium*, Fam. Korbblütler (*Asteraceae*) Schafgarbe
G, N, M	*Allium cepa*, Fam. Lauchgewächse (*Alliaceae*) Küchenzwiebel
G, N, M	*Allium sativum*, Fam. Lauchgewächse (*Alliaceae*) Knoblauch
Z, M, K	*Aloe spp*., Fam. Liliengewächse (*Liliaceae*) Aloe
W	*Anagallis arvensis*, Fam. Primelgewächse (*Primulaceae*) Acker-Gauchheil
W	*Anthemis cotula*, Fam. Korbblütler (*Asteraceae*) Stinkende Hundkamille
W, M, K	*Arctium lappa*, Fam. Korbblütler (*Asteracae*) Große Klette
W, G, M, K	*Arnica montana, Arnica chamissonis*, Fam. Korbblütler (*Asteraceae*) Arnika
W, G, M, N	*Artemisia vulgaris*, Fam. Korbblütler (*Asteraceae*) Beifuß
G, M, N	*Asparagus officinalis*, Fam. Spargelgewächse (*Asparagaceae*) Gemüse-Spargel
G, W	*Aster spp.*, Fam. Korbblütler (*Asteraceae*) Garten-Aster und verwilderte Astern-Arten
W, G, M, K	*Bellis perennis*, Korbblütler (*Asteraceae*) Gänseblümchen
G, M, K	*Calendula officinalis*, Fam. Korbblütler (*Asteraceae*) Ringelblume
G, N, M	*Capsicum spp*., Fam. Nachtschattengewächse (*Solanaceae*) Paprika, Spanischer Pfeffer (geringe Sensibilisierungspotenz)
W, G, M, N	*Carum carvi*, Fam. Doldenblütler (*Apiaceae*) Echter Kümmel

G, W, M | *Centaurea cyanus*, Fam. Korbblütler (*Asteraceae*)
Kornblume

M, K | *Chamaemelum nobile*, Fam. Korbblütler (*Asteraceae*)
Römische Kamille

W, G, M, K | *Chamomilla recutita*, Fam. Korbblütler (*Asteraceae*)
Echte Kamille

G | *Chrysanthemum spp.*, Fam. Korbblütler (*Asteraceae*)
Garten-Chrysantheme und andere, auch wildwachsende *Chrysanthemum*-Arten

G, W, M, N | *Cichorium endivia* und *C. intybus*, Fam. Korbblütler (*Asteraceae*)
Endiviensalat und Wegwarte

Z, G, N, K | *Citrus spp.*, Fam. Rautengewächse (*Rutaceae*)
Zitrone, Pampelmuse, Apfelsine

Z | *Codiaeum variegatum*, Fam. Wolfsmilchgewächse (*Euphorbiaceae*)
Kroton, Wunderstrauch

G, Z | Coleus-Blumei-Hybr., Fam. Lippenblütler (*Lamiaceae*)
Hybrid-Buntnessel

Z | *Columnea pilosissima*, Fam. Gesneriazeen (*Gesneriaceae*)
Kolumnee

G | *Cosmos bipinnatus*, Fam. Korbblütler (*Asteraceae*)
Schmuckkörbchen

Z | *Cymbidium spp.* und andere Orchideenarten, Fam. Orchideengewächse (*Orchidaceae*)
Zymbidie, Kahnlippe

G, M, N | *Cynara scolymus*, Fam Korbblütler (*Asteraceae*)
Echte Artischocke

G | *Dianthus caryophyllus*, Fam. Nelkengewächse (*Caryophyllaceae*)
Gartennelke

G, M | *Doronicum orientale*, Fam. Korbblütler (*Asteraceae*)
Kaukasus-Gemswurz

Z | *Epipremnum pinnatum*, Fam. Aronstabgewächse (*Araceae*)
Efeutute, Scindapus

Z | *Euphorbia pulcherrima*, Fam. Wolfsmilchgewächse (*Euphorbiaceae*)
Weihnachtsstern, Poinsettie

G | *Fritillaria spp.*, Fam. Liliengewächse (*Liliaceae*)
Kaiserkrone

G | *Gaillardia x grandiflora*, Fam. Korbblütler (*Asteraceae*)
Kokardenblume

W | *Galinsoga parviflora*, Fam. Kobblütler (*Asteraceae*)
Kleinblütiges Franzosenkraut

G, Z, M, K | *Hedera helix*, Fam. Efeugewächse (*Araliaceae*)
Efeu

G | *Helenium autumnale*, Fam. Korbblütler (*Asteraceae*)
Herbst-Sonnenbraut

G, M, N | *Helianthus annuus*, Fam. Korbblütler (*Asteraceae*)
Große Sonnenblume

G, M | *Humulus lupulus*, Fam. Hanfgewächse (*Cannabaceae*)
Hopfen

G, Z | *Hyacinthus orientalis*, Fam. Liliengewächse (*Liliaceae*)
Hyazinthe

G, Z, M | *Hydrangea spp.*, Fam. Steinbrechgewächse (*Saxifragaceae*)
Hortensie

G, M, K | *Inula helenium*, Fam. Korbblütler (*Asteraceae*)
Echter Alant

G, M, N, K | *Laurus nobilis*, Fam. Lorbeergewächse (*Lauraceae*)
Echter Lorbeer

G, M, K | *Lavandula angustifolia*, Fam. Lippenblütler (*Lamiaceae*)
Lavendel

G, M, N | *Levisticum officinale*, Fam. Doldenblütler (*Apiaceae*)
Liebstöckel, Maggikraut

W, G, N, K | *Mentha spp.*, Fam. Lippenblütler (*Lamiaceae*)
Minze

G | *Narcissus pseudonarcissus*, Fam. Narzissengewächse (*Amaryllidaceae*)
Narzisse

G, Z, K | Pelargonium-Zonale-Hybriden, Fam. Storchschnabelgewächse (*Geraniaceae*)
Zonal-Pelargonie, „Geranie“

G | *Phacelia tanacetifolia*, Fam. Hydrophyllazeen (*Hydrophyllaceae*)
Bienenfreund, Phazelie

Z | *Philodendron spp.*, Fam. Aronstabgewächse (*Araceae*)
Baumfreund, Philodendron

G, Z | *Primula obconica*, Fam. Primelgewächse (*Primulaceae*)
Becherprimel, Giftprimel

G, M, N | *Salvia officinalis*, Fam. Lippenblütler (*Lamiaceae*)
Gartensalbei

Z | *Schefflera spp.*, Fam Araliengewächse (*Araliaceae*)
Strahlenaralie, Schefflera

Z | *Sparmannia africana*, Fam. Lindengewächse (*Tiliaceae*)
Zimmerlinde

Z | *Streptocarpus hybridus*, Fam. Gesneriazeen (*Gesneriaceae*)
Drehfrucht

W, M, N, K | *Taraxacum officinale*, Fam. Korbblütler (*Asteraceae*)
Löwenzahn

G, M, N, K | *Thymus vulgaris*, Fam. Lippenblütler (*Lamiaceae*)
Echter Thymian

G, Z | *Tulipa spp.*, Fam. Liliengewächse (*Liliaceae*)
Gartentulpe

Tabelle 4: Die wichtigsten Pflanzen, die Pollenallergien hervorrufen können.

Die Monate, in denen der Pollenflug am intensivsten ist, sind unterstrichen (z. B. 5 bedeutet: stärkste Belastung im Mai). Die Reihenfolge der Pflanzen entspricht der Abfolge im Laufe der Vegetationszeit.

Name	**Monate**
Hasel *Corylus avellana*	2, 3, 4
Schwarzerle *Alnus glutinosa*	2, 3, 4
Silber-Pappel *Populus alba*	3, 4, 5
Feld-Ulme *Ulmus carpinifolia*	3, 4
Birke *Betula pendula*	4, 5
Rotbuche *Fagus silvatica*	4, 5
Stieleiche *Quercus robur*	4, 5
Esche *Fraxinus excelsior*	4, 5
Gewöhnlicher Flieder *Syringa vulgaris*	4, 5
Gewöhnlicher Wacholder *Juniperus communis*	4, 5
Löwenzahn *Taraxacum officinale*	4, 5, 6, 7
Raps *Brassica napus*	4, 5, 6, 7, 8
Silberweide *Salix alba*	4, 5
Verschiedene Gräser	4, 5, 6, 7, 8, 9, 10
Hainbuche *Carpinus betula*	4, 5, 6
Schwarzer Holunder *Sambucus nigra*	5, 6
Hopfen *Humulus lupulus*	5
Falscher Jasmin, Pfeifenstrauch *Philadelphus coronarius*	5, 6
Platane *Platanus orientalis*	5
Robine *Robinia pseudoacacia*	5, 6
Roggen *Secale cereale*	5, 6
Spitzwegerich *Plantago lanceolata*	5, 6, 7, 8, 9
Brennnessel *Urtica dioica*	5, 6, 7, 8, 9, 10
Liguster *Ligustrum vulgare*	5, 6, 7
Weißer Gänsefuß *Chenopodium album*	6, 7, 8, 9, 10
Gerste *Hordeum vulgare*	6, 7
Hafer *Avena sativa*	6, 7
Sauerampfer, Ampfer *Rumex*, diverse Spezies	6, 7, 8, 9
Winterlinde *Tilia cordata*	6, 7
Saatweizen *Triticum aestivum*	6
Mais *Zea mays*	7, 8, 9
Beifuß *Artemisia vulgaris*	7, 8, 9
Dreilappige Ambrosie *Ambrosia trifida*	8, 9, 10

Index

Die Gartenbuchhandlung des Obst- und Gartenbauverlags

- **Über 2000 verschiedene Fachbücher**
- **Modernes Antiquariat, spezialisiert auf preisgünstige Ausgaben**
- **Qualitätswerkzeuge wie Scheren, Sägen, Messer**
- **Fachzeitschrift „Der praktische Gartenratgeber“ mit praktischen Tipps und Anregungen für den Freizeitgärtner**
  - Ausführlicher monatlicher Arbeitskalennder
    Ziergarten – Gemüsegarten – Obstgarten – Sortenbeschreibungen
  - Naturgemäßer Pflanzenschutz
  - Gesunde Ernährung
  - Gartenökologie und Gartengestaltung
  - Landschaftspflege und -gestaltung

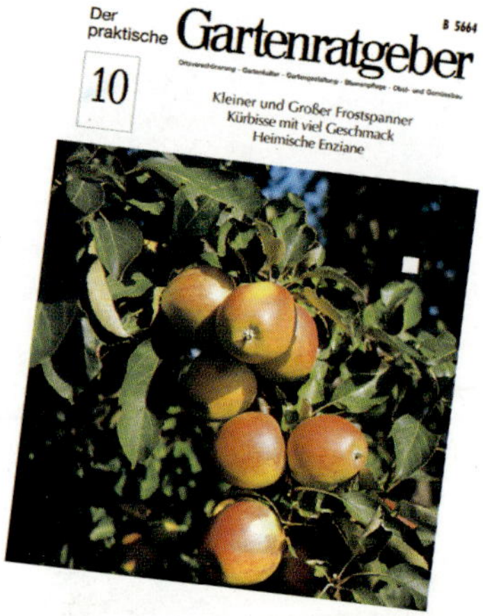

Den „Gartenratgeber“ können Sie über Ihren **Gartenbauverein** abonnieren oder direkt beim **Obst- und Gartenbauverlag**: Postfach 15 03 09 · 80043 München
Tel. 0 89/54 43 05-24 · Fax 0 89/5 32 88 41 · E-Mail: bestellung@gartenbauvereine.org.

Öffnungszeiten: Montag–Donnerstag 8.00–16.30 Uhr, Freitag 8.00–14.00 Uhr
Herzog-Heinrich-Str. 21 · 80336 München · Tel. 0 89/54 43 05-14/15 · Fax 0 89/5 32 88 41
Nähe Theresienwiese, U-Bahnstation Goetheplatz, Parkplätze direkt vor dem Haus.

Besuchen Sie auch unseren Online-Shop im Internet:

http://www.gartenratgeber.de